AF221215

Bibliografische Information der Deutschen Nationalbibliothek. Die Deutsche Nationalbibliothek verzeichnet diese Publikation in der Deutschen Nationalbibliografie; detaillierte bibliografische Daten sind im Internet über http://dnb.d-nb.de abrufbar.

Herstellung und Verlag:
BoD - Books on Demand, Norderstedt
Printed in Germany

ISBN: 978-3-751994-60-6

Deine Haut ist deine Visitenkarte!

Ratgeber für eine Wohlfühlhaut

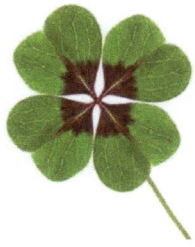

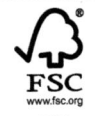

Susanne Hottendorff

Deine Haut ist deine Visitenkarte!

Ratgeber für eine Wohlfühlhaut

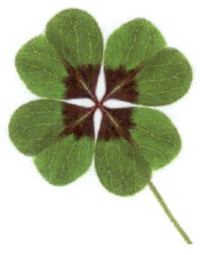

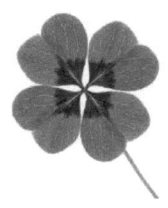

Dass man in eine andere Haut
schlüpfe,
hilft nicht in den Himmel!

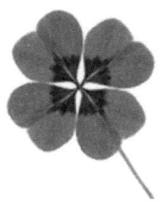

Warum dieses Buch?

Die Haut ist die Visitenkarte des Menschen. Der erste Eindruck, den ein Mensch hinterlässt, hängt nicht zuletzt von seinem Erscheinungsbild ab. Jeder möchte eine gepflegte Erscheinung haben. Was nützen gutes Auftreten, hochwertige und moderne Kleidung wenn das Aussehen der Haare und der Haut nicht zum Rest der Erscheinung passen?

Daher ist es ausgesprochen wichtig sich um seine Haut zu kümmern und an sie zu denken. Alleine mit einer teuren Pflege aus dem Fachgeschäft ist das Ziel, eine gesund Haut zu erhalten, nicht zu erreichen. Es gehört mehr dazu. Vor alle aber auch eine gesunde Ernährung. Eine Pflege, die der Haut angepasst ist und wir dürfen auch nicht den Blick ins Innere vergessen.

Beschäftigen wir uns also gemeinsam mit unserer Haut. Ich werde versuchen mit möglichst für Jedermann verständlichen Worten zu erklären, was wichtig ist, eine natürliche gesunde Haut zu erhalten oder wiederzuerlangen. Ich werde Sie über die unterschiedlichen Hauterkrankungen informieren, Ihnen die Unterschiede aufzeigen und Ihnen Wege nennen, wie Sie selbst zur gesunden Haut beitragen können.

Die Haut ist der Spiegel zur Seele

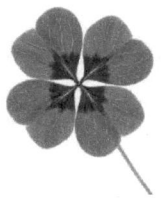

Sprüche und Redewendungen aus aller Welt

Wer sich mit dem Thema Haut beschäftigt, der kommt wirklich nicht umhin sich auch mit den zahlreich vorhandenen Redewendungen und Sprichwörtern aus aller Welt zu beschäftigen.

Viele von Ihnen hatte ich zu Beginn meiner Recherche noch nie gehört. Andere sind so geläufig, dass wirklich jeder sie schon benutzt und zitiert hat.

Ich werde Ihnen im Buch einige dieser Sprüche vorstellen.

Viel Spaß dabei!

Wer kein Geld hat,
muss mit der Haut bezahlen!

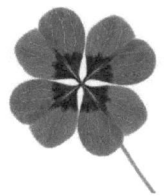

Unsere Haut

Unsere Haut ist ein Organ. Es ist das ober-
flächengrößte Organ des Menschen und
misst ca. 1,5 bis 2 qm, dabei liegt ihr Gewicht
zwischen 3,5 bis 10 kg, je nach Alter und
Größe des Menschen. In unserem Körper
übernimmt die Haut sehr wichtige Aufgaben.
Sie schützt uns. Aber auch wir müssen unsere Haut schützen. Wir werden geschützt vor
mechanischen und vor chemischen Angriffen. Sie verhindert, dass Krankheitskeime in
uns eindringen. Dabei spielt der Säureschutzmantel der Haut eine wichtige Rolle.
Ich werde an anderer Stelle noch darauf eingehen. Außerdem grenzt die Haut ab, den
Innenbereich vom Außenbereich. Aber auch
an der Wärmeregulierung des Körpers ist
unsere Haut, genannt Cutis, beteiligt. Durch
das Weit- und Engstellen der Hautgefäße

und durch die Schweißproduktion sorgt sie für die Aufrechterhaltung der richtigen Körpertemperatur. Auch dazu an anderer Stelle mehr.

Unsere Haut ist auch ein Sinnesorgan. Sie ist das Organ für Tasten, Berühren, Empfinden, für Druck und Temperatur. Und sie bringt den Schmerz zu uns.

Ebenso regelt die Cutis den Wasserhaushalt des Körpers. Zum einen durch die Schweißproduktion, zum anderen jedoch auch, da sie uns vor starker Austrocknung schützt.

Und zuletzt ist sie unsere Visitenkarte. Unsere Haut ist unser Kommunikationsorgan. Durch ihre sensorischen Rezeptoren und ihre Fähigkeit uns Farbe ins Gesicht zu zaubern, egal ob Röte oder Bässe.

Zur Haut gehören auch noch die Haare, die Nägel und einige Drüsen, die einen Ausgang in unserer Haut haben.

Abschließend nenne ich hier noch die sekundären Geschlechtsmerkmale der Frau, die Brustdrüsen, die auch zur Haut gehören.

Das geht mir unter die Haut!

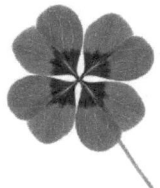

Oberhaut - Epidermis

Der Fachmann nennt die Oberhaut Epidermis. Sie besteht aus Epithelgewebe, für Interessierte, es ist mehrschichtiges verhorntes Plattenepithel. Es ist zwischen 0,04 bis 4 mm stark. An einigen Stellen, denken Sie an Hand- und Fußfläche kann die Epidermis mehre Millimeter stark sein. An den Augenlidern dagegen ganz dünn.

Wir unterscheiden folgende Schichten:
*Hornschicht (Stratum corneum)
*Glanzschicht (Stratum lucidum)
*Körnerzellschicht (Stratum granulosum)
*Stachelschicht (Stratum spinosum)

*Basalschicht (Stratum banale)

Die Stachelschicht und die Basalschicht zusammen ergeben die Keimschicht (Stratum germinativum) der Cutis.

Das sollen Sie sich nicht merken, ich möchte es aber aufgrund der Vollständigkeit aufführen.
Haut ist eben nicht nur Haut!

Ich war nass bis auf die Haut!

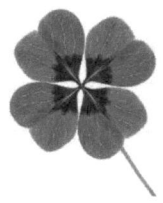

Lederhaut - Dermis

Man nennt die Lederhaut auch Dermis oder Corium.

Ihren Namen hat sie schon vor langer Zeit erhalten: die Gerber befreiten die Tierhäute von den Haaren, also vom Fell. Dann wurde es gegerbt, gefettet und bei Bedarf auch gefärbt.

Die Lederhaut ist etwa 1 bis 2 mm dick und besteht aus Bindegewebe. Von hier aus erfolgt die Ernährung. Die Dermis ist mit der Epidermis fest verankert. Kleinste Kapillare - also haarfeine Blutgefäße versorgen die Haut mit Nährstoffen.

Die Papillarkörper bilden eine wellenförmige, scharfe Grenze zur Epidermis, also zur Oberhaut.

Wir unterscheiden folgende Schichten:
*Papillarkörper (Stratum papillare)
*Netzschicht (Stratum reticularre)

Hier treffen wir nun auch auf die Talg - und Schweißdrüsen der Haut.

Narrenhaut lässt sich nicht flicken!

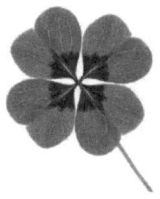

Unterhaut - Subkutis

Die Unterhaut wird Subkutis genannt.
Der Übergang von der Lederhaut zur Unterhaut ist fließend, eben ganz anders als beim Übergang zwischen Lederhaut und Oberhaut.
Hier sind Blutgefäße und Nerven zu Hause. Sie besteht aus Fettgewebe und lockerem Bindegewebe. Hier finden wir auch die Sinneszellen.
Das Fettgewebe ist in den verschiedenen Körperteilen unterschiedlich. Denken Sie zum Beispiel an einen Finger und an Ihren Bauch – so wird Ihnen die Besonderheit bewusst. Aber auch bei Männern und Frauen gibt es hier Unterschiede. So bildet sich das Unterhautfettgewebe beim Mann hauptsächlich im Bauchbereich, genannt Stammbereich aus. Bei den Frauen eher an Hüfte, Oberschenkel und Gesäß.

Keiner kann aus seiner Haut!

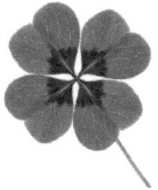

Schleimhaut

Unsere inneren Körperhöhlen werden von der Schleimhaut, genannt Mukosa, ausgekleidet. Obwohl im Inneren des Körpers gibt es doch Berührungen und Verbindungen nach außen. Nur ein Beispiel dazu: unser Atemsystem. Dazu gehören u. a. die Nasenlöcher, der Rachen, die Luftröhre, die Bronchien und auch die kleinsten Bläschen, die Alveolen, der Lunge. Aber es gibt die Schleimhaut auch noch an anderen Stellen in unserem Körper. Im Ohr, im Auge, im Verdauungstrakt, bei den Geschlechtsorganen und im Harnwegsystem.
Die Schleimhaut hat ihren Namen nicht umsonst. In ihr befinden sich die Schleim produzierende Zelle wie beispielsweise die Be-

cherzellen. Sie sondern den Mucos, also den Schleim, ab. Unser Körper benötigt den Schleim als Schutz, um eine bessere Gleitfähigkeit herzustellen, zum Beispiel im Verdauungstrakt, aber auch zur Säuberung der Atemluft.

Auf heiler Haut ist gut schlafen!

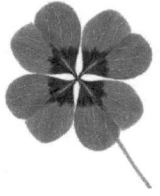

Hautanhängsel

Außerdem gehören zu unserer Haut die sogenannten Anhanggebilde. Dazu gehören
die Haare, die Nägel, die Schweiß.- Talg.-
und Duftdrüsen und auch die Brustdrüsen
der Frau.

Nägel

Schauen wir zuerst einmal auf die Nägel. Sie
können uns eine ganze Menge über den
Menschen sagen. Denken Sie zum Beispiel
daran, dass wir den Ehe.- oder Verlobungs-
ring an den Fingern tragen. Lernen wir je-
manden kennen, so fällt unser Blick immer
auf die Finger und auf das Vorhandensein
eines solchen Symbols. Wie wirkt ein
Mensch auf uns, der ungepflegte, eingeris-
sene oder abgeknabberte Fingernägel hat?
Oder am Strand oder in der Badeanstalt?
Wie sieht es aus, wenn uns ein Mensch mit

ungepflegten Fußnägeln über den Weg läuft?

Das Nagelbett ist unter anderem verantwortlich für einen gesunden und gut ernährten Nagel. Es kann durch verschiedene Störungen zu Problemen beim Nagelwuchs kommen. Das können Durchblutungsstörungen sein, es können Verletzungen von außen erfolgt sein, oder gar eine schwere Lungenerkrankung die Spuren am Nagel hinterlässt. Ebenso können Chemikalien, wie aggressive Reinigungsmittel, für Schäden verantwortlich sein. Und dann ist natürlich auch die Ernährung wesentlich am Erscheinungsbild unserer Nägel verantwortlich. Stoffwechselstörungen und Vitaminmangel zeigen sich auch auf und an den Nägeln.

Hautdrüsen

Wie schon erwähnt unterscheiden wir vier
Arten der Drüsen, die als Anhängsel zur
Haut gehören.

Talgdrüsen

Wir kennen sie alle von unseren Haaren. Der
Talg umgibt unsere Haare und die Haut mit
einer Fettschicht um sie vor dem Austrock-
nen zu schützen.
Aber auch an der Nase, an den Augenlidern,
im Genitalbereich und an den Lippen geben
die Drüsen Talg an unsere Haut ab.

Duftdrüsen

Sie sondern ein milchiges Sekret ab, das den körpereigenen Geruch ausmacht. Die Duftdrüsen beginnen ihre Arbeit mit Beginn der Pubertät, sie setzten die sexuellen Signale! Das abgesonderte duftende Sekret ist alkalisch, daher kann es leicht zu Problemen auf der Haut führen, da es den Säureschutzmantel angreifen kann.

Schweißdrüsen

In unserem Unterhautfettgewebe liegen die Schweißdrüsen in der Lederhaut des Körpers. Sie haben einen Ausführungsgang zur Hautoberfläche. Dort mündet er als Pore. Wir haben diese Poren fast auf der ganzen Hautoberfläche. Besonders zahlreich sind sie an drei Stellen des Körpers vorhanden: an den Handflächen, in der Achselhöhle und auf der Stirn.

Der produzierte Schweiß besteht zu 99 % aus Wasser. Nur 1 % machen die anderen Stoffe aus, als da wären: Harnstoff, Harnsäure, Fettsäuren, Kochsalze und Cholesterin. Unser Körper produziert unter normalen Umständen täglich ca. ½ Liter Schweiß. Durch Hitze oder körperliche Anstrengung kann die Produktion jedoch bis auf ca. 1 ½ Liter pro Stunde ansteigen.

Fahre nicht aus der Haut,
wenn du kein Rückgrat hast!

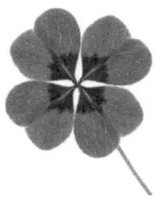

Hautrezeptoren

Wir unterscheiden drei verschiedene Rezeptoren. Da sind die Schmerz- Rezeptoren, die Thermo- Rezeptoren und die Mechano – Rezeptoren.
Die Namen lassen schon erkennen wozu sie benötigt werden.
Die Schmerzrezeptoren kommen fast überall im Körpergewebe vor. Es sind freie Nervenenden, die, vereinfacht ausgedrückt, einen elektrischen Impuls an das zentrale Nervensystem leiten. Das Ergebnis kennen Sie: es schmerzt!
Die Thermorezeptoren sprechen auf Kälte und Wärme an. Sie arbeiten zwischen 17 ° und 45 °. Wird es heißer oder kälter geben sie ihre Zuständigkeit an die Schmerzrezeptoren ab. Vielleicht haben Sie es selbst schon einmal erlebt, man weiß eigentlich gar nicht, ob es schmerzt weil es zu heiß oder zu kalt ist!
Zuletzt die Mechano - Rezeptoren. Sie können in behaarter oder in unbehaarter Haut

liegen. Sie ermöglichen u. a. das Tasten, das Wahrnehmen eines Druckes oder die Bewegung der Haare bei einem Windzug.
Sie haben nun eine Menge über unsere Haut kennen gelernt. Ich möchte hier jedoch erwähnen, dass es sich hier keinesfalls um eine medizinische Erklärung handelt. Es soll Ihnen nur einen groben Überblick über Ihre Haut verschaffen. Schauen wir, was noch dazu gehört eine gesunde und natürliche Haut zu erhalten oder zu bekommen!

Der Traum ist der beste Beweis dafür,
dass wir nicht so fest in unserer Haut
eingeschlossen sind, wie es scheint!

Friedrich Hebbel
Dt. Dramatiker 1813 – 1863

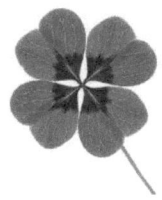

Ernährung

Gerade in unserer schnelllebigen Zeit bleibt eine ausgewogene und gesunde Ernährung häufig auf der Strecke. Das liegt zum einen an uns selbst. Sind wir ganz ehrlich zu uns, könnten wir zahlreiche Ernährungsvergehen aufzeigen. Die meisten Menschen wissen, was sie essen sollten und was nicht. Dennoch kann und wird es nicht oft umgesetzt. Auch hier spielt die Zeit eine wichtige Rolle. Berufstätige eilen morgens zur Arbeit, auf dem Weg wird schnell eine Kleinigkeit zum Frühstück gekauft. Der Bäcker bietet Leckereien und schnell geht es dazu auch noch. Grundsätzlich spricht ja auch nichts gegen ein mit Schokolade gefülltes Croissant. Nur nicht regelmäßig! Immer mehr Betriebskantinen bieten schon frische Salate an, auch die Speisekarten werden abwechslungsreicher. Wir sehen aber nicht, was ist enthalten und wie wird es zubereitet. Selbst wenn all diese Kriterien stimmen, bleiben viele Fragen offen:

Woher stammen die Lebensmittel?

Wie wurden sie gedüngt?

Wie wurden sie gelagert?

Sind noch Vitamine enthalten?

Man kann es den Speisen und auch den rohen Zutaten leider nicht ansehen. Wir alle werden versuchen gesundes Obst und gesundes Gemüse zu kaufen und dieses auch zu verzehren.

Was sagen uns nun Hautprobleme über die Ernährung? Oder anders gefragt: Was sagt uns die Haut über unsere Ernährungsgewohnheiten? Können wir selbst etwas ändern?

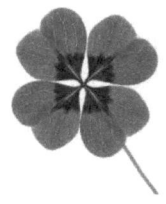

Was sagen uns die Vitamine und wofür sind sie verantwortlich

Das Wort Vitamin ist aus den Worten

Vita – steht für Leben

Amin – steht für stickstoffhaltig

entstanden. Heute weiß man, dass das nicht ganz richtig ist, da nicht alle Vitamine stickstoffhaltig sind.

Wir unterscheiden wasserlösliche und fettlösliche Vitamine.

Die wichtigsten und die bekanntesten Vitamine schauen wir uns jetzt an.

Begierde setzt Sporen in die Haut!

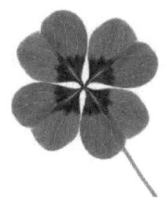

Vitamin A

Vitamin A fördert den Stoffwechsel und die Zellteilung. Es ist beteiligt am Aufbau der Haut, den Schleimhäuten und der Knochen. Vitamin A benötigen wir auch um gut sehen zu können. Es ist aber auch an der Produktion des Spermas, der Plazenta und des Testosteron beteiligt. Ganz nebenbei unterstützt es unser Immunsystem.

Das Vitamin A, auch Provitamin A oder Beta-Karotin, hilft uns dabei, den natürlichen Alterungsprozess zu verzögern. Bei einer Diät hilft es uns abzunehmen und was den meisten bekannt ist, es macht eine frische Gesichtsfarbe.

Vitamin A ist ein Radikalfänger. Was bedeutet das? Folgendes Beispiel. Zerschneiden Sie einen ganz frischen Apfel. Nach kurzer Zeit färben sich die Schnittflächen, sie werden bräunlich. Jeder kennt das Phänomen. Grund sind aggressive Elektronenteilchen aus Licht und Sauerstoff. Versuchen Sie es selbst. Dann streuen Sie Vitamin C, als Pulver zum

Beispiel, auf die Schnittflächen des Apfels. Damit verhindern Sie das Oxidieren, das Verfärben.

Fehlt uns Vitamin A dann können folgende Probleme auftreten:

➢ trockene Haut, schuppige Haut, Verhornungen
➢ fehlende Talg- und Schweißdrüsenproduktion
➢ Sehstörungen
➢ Anfälligkeit für Infekte

Woher bekommen wir Vitamin A

Wir nehmen Vitamin A mit der Nahrung zu uns. Es ist enthalten in:

➢ Fisch
➢ Vollmilch
➢ Butter

- Käse
- Spinat
- Feldsalat
- Brokkoli
- Möhren
- Aprikosen
- Kirschen
- Rote Bete
- Holunder- oder Fliederbeeren
- Pfirsiche, Nektarinen
- Rot- und Weißkohl
- Tomaten

Aus anderer Leute Haut ist
gut Riemen schneide!

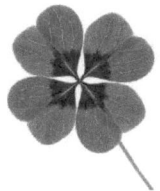

Vitamin B

Zuerst einmal schauen wir uns die einzelnen B – Vitamine an.

Vitamin B 1

Vitamin B 1, genannt Thiamin. Es ist erste B – Vitamin was entdeckt wurde. Es ist unter anderem zuständig für die Energiegewinnung aus unserer Nahrung und es sorgt für eine normale Funktion unserer Nerven. In der Schwangerschaft hat die Frau einen erhöhten Vitamin B 1 Bedarf. Der Genuss von Alkohol und viele Kohlehydrate erhöhen den Tagesbedarf, fettreiche Kost dagegen senkt den Tagesbedarf.
Wer viel unter Insektenstichen leidet sollte vermehrt Vitamin B 1 zu sich nehmen.

Fehlt uns Vitamin B 1 dann können folgende Probleme auftreten:

➢ Beriberi, eine schwere Erkrankung mit neurologischen Störungen, Herzinsuffizienz, Lähmungen
➢ Gedächtnisstörungen (besonders im Zusammenhang mit Alkohol)
➢ Konzentrationsbeschwerden
➢ Kopfschmerzen
➢ Appetitlosigkeit
➢ Magenschmerzen
➢ Verstopfung

Woher bekommen wir Vitamin B 1

Wir nehmen Vitamin B 1 mit der Nahrung zu uns. Es ist enthalten in:

➢ Hefe
➢ Getreide
➢ Gemüse
➢ Kartoffeln
➢ Innereien

Vitamin B 2

Das Vitamin B 2, genannt Riboflavin, hilft bei der Zellatmung und es beschleunigt die gesamte Zellarbeit des Körpers. Die Schilddrüse benötigt es für eine reibungslose Arbeit. Und unsere Muskeln benötigen den natürlichen Stoff zur Unterstützung. Es verhindert also eine übermäßige Gewichtszunahme. Einen Teil des benötigten Vitamin B 2 bilden unsere Darmbakterien, der Rest muss durch Nahrung aufgenommen werden.

Fehlt uns Vitamin B 2 dann können folgende Probleme auftreten

- ➢ Trockene Haut
- ➢ Rissige Haut, schuppige Haut

- Aufgesprungene Lippen und Mundwinkel
- Rötungen der Haut
- Vermehrter Talgabsonderung
- Gewichtszunahme
- Brennende Augen
- Kopfschmerzen
- Konzentrationsstörungen
- Lichtempfindlichkeit

Woher bekommen wir Vitamin B 2

- Milch
- Milchprodukte
- Muskelfleisch
- Fisch
- Eier
- Vollkornprodukte

Vitamin B 3

Vitamin B 3, genannt Niacin, ist ein Grundstoff für die gepflegte Haut. Es ist für den Eiweißstoffwechsel zuständig und sorgt für ruhige Nerven. Nebenbei sorgt es für die Regulierung unseres Blutdrucks, senkt den Cholesterinspiegel und arbeitet an dem Hirnstoffwechsel. Manchmal wird es auch als Vitamin B 5 oder P-Vitamin bezeichnet.

Fehlt uns Vitamin B 3 dann können folgende Probleme auftreten

> ➤ Reizbarkeit
> ➤ Appetitlosigkeit
> ➤ Konzentrationsstörungen
> ➤ Schlafstörungen
> ➤ Pellagra (in armen Ländern durch schadhafte Lebensmittel)

Woher bekommen wir Vitamin B 3

> Gemüse
> Fleisch
> Makrelen
> Thunfisch
> Sojabohnen
> Weizenkeimen
> Erdnüssen

Vitamin B 5

Vitamin B 5, genannt Pantothensäure, sorgt für einen Fettabbau im Körper. Es ist für den Eiweißstoffwechsel verantwortlich. Es beugt Entzündungen vor und bekämpft Haarausfall und verbessert das Hautbild.
Fehlt uns Vitamin B 5 dann können folgende Probleme auftreten

- ➢ Haarausfall
- ➢ Hautveränderungen
- ➢ Müdigkeit
- ➢ Nervosität
- ➢ Konzentrationsstörungen
- ➢ Fußkribbeln

Woher bekommen wir Vitamin B 5
- ➢ Vollkorn
- ➢ Eigelb
- ➢ Weizenkleie
- ➢ Waldpilzen
- ➢ Linsen
- ➢ Naturreis

Vitamin B 6

Vitamin B 6, genannt Pyridoxin, ist für die Straffung des Bindegewebes und somit für die Vernetzung des Collagen in der Haut verantwortlich. Vitamin B 6 ist der Killer, wenn es um Cellulitis geht. Gleichzeitig ist es für den Sauerstofftransport in unserem Blut verantwortlich. Aber auch der Eiweißstoffwechsel gehört zu den Aufgaben des Vitamin B 6. Es stärkt die Nerven und unser Immunsystem.

Fehlt uns Vitamin B 6 dann können folgende Probleme auftreten

- ➢ Kopfschmerzen
- ➢ Juckreiz
- ➢ Depressionen
- ➢ Schlafstörungen
- ➢ Blutarmut
- ➢ Entzündung von Haut – und Schleimhaut
- ➢ Durchfall
- ➢ Erbrechen

➤ Neurologische Störungen

Woher bekommen wir Vitamin B 6

➤ Bananen
➤ Linsen
➤ Sojabohnen
➤ Vollkornbrot
➤ Wallnüssen
➤ Kartoffeln
➤ Fisch, hier vor allem Lachs

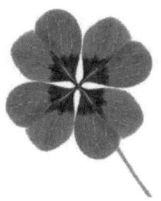

Vitamin B 7

Vitamin B 7, oder Biotin genannt, benötigt unser Körper für den Stoffwechsel. Aber auch in den Zellkernen ist Biotin ein wichtiger Stoff für die Funktion der Gene. Wir benötigen das Vitamin aber auch für eine gesunde Haut und ein gesundes Aussehen.

Fehlt uns Vitamin B 7 dann können folgende Probleme auftreten

➤ Trockene Haut
➤ Schuppige Haut
➤ Blasse bis grau-fahle Haut
➤ Brüchige Fingernägeln
➤ Gestörte Sachweißabsonderung
➤ Gestörte Talgabsonderung

Woher bekommen wir Vitamin B 7

- ➤ Backhefe
- ➤ Spinat
- ➤ Eigelb
- ➤ Weizenkleie
- ➤ Haferflocken
- ➤ Champignons
- ➤ Blumenkohl

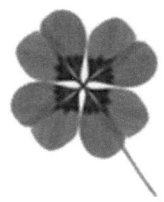

Vitamin B 9

Vitamin B 9, genannt Folsäure, ist ein essentielles Vitamin, dass der Körper nicht selbst
produzieren kann und daher mit der Nahrung
in ausreichender Menge aufgenommen werden muss. Besonders Frauen, insbesondere
Schwangere, müssen auf einen ausreichend
Folsäurespiegel achten.

**Fehlt uns Vitamin B 9 dann können folgen-
de Probleme auftreten**

➢ Zellteilungsstörungen
➢ Megaloblastäre Anämie (Blutarmut)
➢ Spina bifida (Probleme bei einer
Schwangerschaft für das Ungeborene:
offener Rücken)

Woher bekommen wir Vitamin B 9

➢ Rinderleber
➢ Bohnen

- Hefe
- Vollkornbrot
- Spinat
- Grünkohl
- Spargel
- Nüssen
- Versch. Sorten Obst
- Fisch
- Eigelb

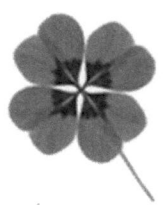

Vitamin B 12

Das Vitamin B 12, genannt Cobalamin, ist wichtig für die Fettverbrennung des Körpers. Die Aminosäure Carnitin wird vom Vitamin B 12 unterstützt. Carnitin ist wichtig für die Gewichtsreduzierung. Carnitin senkt den Fettspiegel des Blutes. Es ist bei der Blutbildung beteiligt und sorgt für ein Funktionieren des Nervensystems.

Fehlt uns Vitamin B 12 dann können folgende Probleme auftreten

➢ Perniziöse Anämie (Blutarmut)
➢ Neurologische Erkrankungen
➢ Gewichtszunahme
➢ Trägheit
➢ Immunschwäche
➢ Kribbeln in Händen und Füßen
➢ Konzentrationsstörungen

Woher bekommen wir Vitamin B 12

> ➢ Fisch
> ➢ Eiern
> ➢ Milchprodukten
> ➢ Sauerkraut
> ➢ Sonnenblumenkernen
> ➢ Sesam
> ➢ Hefe

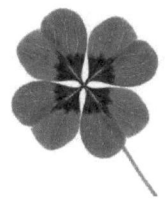

Vitamin C

Vitamin C, genannt Ascorbinsäure, ist wohl das bekannteste Vitamin. Bei jeder Erkältung sagt man immer: du musst Vitamin C zu dir nehmen. Wichtig zu wissen, Vitamin C verliert an Kraft wenn man es erhitzt. Also durch zu langes Kochen wird das Vitamin zerstört. Da hilft dann auch keine gesunde Ernährung mit viel Gemüse, wenn die Küche das Gemüse „totgekocht" hat!
Einige Gemüsearten verlieren außerdem an Vitamin C wenn man es zerkleinert. Durch eine Berührung mit den Ascorbinsäure – Oxydasen. Das heißt, bei der Zerkleinerung oxidiert das Vitamin. Dadurch verliert es an Wirkung. Vitamin C dient uns als Radikalfänger. Ganz nebenbei senkt es den Blutzuckerspiegel! (Achtung der Tipp für Diabetiker).

Fehlt uns Vitamin C dann können folgende Probleme auftreten

➢ Schlechte Wundheilung
➢ Schleimhautentzündungen
➢ Gefäßerkrankungen
➢ Krampfadern
➢ Bluthochdruck
➢ Schlaganfall
➢ Vermehrten Infekten
➢ Bindegewebsschwächen
➢ Skorbut (bekannt aus der Seefahrt)

Woher bekommen wir Vitamin C

➢ Zitrusfrüchten
➢ Äpfeln
➢ Paprika
➢ Salaten
➢ Johannisbeeren
➢ Oliven
➢ Petersilie
➢ Brokkoli

- Rosenkohl
- Acerola Kirsche

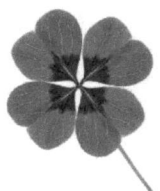

Nörgeln ist das allerschlimmste,
keiner ist davon erbaut;
keiner fährt, und wär's er Dümmste,
gern aus seiner werten Haut!

Wilhelm Busch
Maler u. Schriftsteller
1832 - 1908

Vitamin D

Auch beim Vitamin D, genannt Caliciferol, unterscheidet man wieder die Untergruppen Vitamin D1, D2, D4 und D 5. (Auf diese Unterteilung verzichte ich hier.)
Der Mensch deckt seinen Vitamin D Bedarf durch Sonnenbestrahlung der Haut ab. Wir benötigen es, um unsere Haut vor vorzeitigem Altern zu schützen. Das klingt verwunderlich, sagt man ja, die Sonne schadet der Haut! Aber hier gilt, wie so oft im Leben, die richtige Dosierung ist entscheidend. Wir benötigen das Vitamin D zur Stärkung unseres Immunsystems. Es hilft beim Knochenaufbau, auch bei gesunden Zähnen! Außerdem ist es auch für eine Entgiftung des Körpers zuständig.

Fehlt uns Vitamin D dann können folgende Probleme auftreten

➢ Zahnausfall
➢ Knochenerweichungen

- Rachitis (Erkrankung der Knochen bei Kinder im Wachstum)
- Wachstumsstörungen
- Gereiztheit
- Osteopenie und Osteoporose
- Bluthochdruck
- Man vermutet ein Zusammenhang mit den Autoimmunkrankheiten Multiple Sklerose, Morbus Crohn, Diabetes mellitus – II
- Tuberkulose

Woher bekommen wir Vitamin D

- Avocado
- Fisch
- Pilzen
- Sesam
- Öl

Vitamin E

Vitamin E, genannt Tocopherol, sorgt für ein verlangsamtes Altern des menschlichen Körpers. Es beugt Falten vor und lässt uns gesund aussehen. Es stoppt Arterienverkalkung und wirkt Krebs vor. Ganz nebenbei werden Männer Vitamin D lieben, es steigert die Potenz. Es sorgt für ein stabiles Immunsystem. Vitamin E wandelt die freien Radikale in ungefährliche Stoffe um. So wirkt es gegen Hautalterung.

Fehlt uns Vitamin E dann können folgende Probleme auftreten

- ➢ Altersflecken
- ➢ Leistungsschwäche
- ➢ Verdauungsstörungen
- ➢ Immunschwäche und Krankheitsanfälligkeit
- ➢ Unfruchtbarkeit

Woher bekommen wir Vitamin E

> Pistazien
> Walnüssen
> Sonnenblumenkernen
> Grünen Gemüse
> Avocados
> Fenchel
> Weizenkeimöl
> Paprika
> Mango

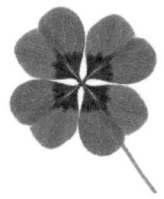

Vitamin K

Vitamin K, Phyllochinon, gehört zu den fett-
löslichen Vitaminen. Es wird über die Nahrung aufgenommen. Der Körper benötigt Vitamin K vor allem für die Blutgerinnung, es ist
beteiligt an den Gerinnungsfaktoren II, VII, IX
und X. Ebenso ist es bei der Knochenbildung
notwendig, hier im Zusammenspiel mit Kalzium, Proteinen und Vitamin D. Es festigt also
die Knochen und kann vorbeugend gegen Osteoporose wirken. Dennoch ist ein Mangel
bei Erwachsenen eher selten. Eine weitere
Form des Vitamin K wird im eigenen Körper,
in der Darmflora durch Bakterien produziert.

**Fehlt uns Vitamin K dann können folgen-
de Probleme auftreten**

➢ Morbus Crohn
➢ Lebererkrankungen

➢ Krebs kann Vitamin K –Mangel auslösen

➢ Kalziummangel kann Vitamin K – Mangel auslösen

➢ Neugeborene und Säuglinge, die von der Mutter gestillt werden, können Vitamin K – Mangel entwickeln

Woher bekommen wir Vitamin K

➢ Spinat
➢ Sauerkraut
➢ Blumenkohl
➢ Rosen- Rot und Grünkohl
➢ Kopfsalat
➢ Fleisch
➢ Leber
➢ Milch
➢ Weizen
➢ Tomaten
➢ Erbsen
➢ Bohnen
➢ Petersilie

Die Haut ist kein Narr:
Wenn sie alt wird, so rümpft sie sich
(runzelt sie)

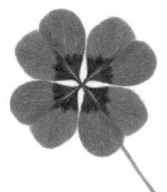

Was die Haut noch benötigt

Neben den Vitaminen benötigt eine schöne und gesunde Haut aber noch mehr.
Bevor ich zu den Mineralstoffen komme, sollte auch ein Grundnahrungsmittel nicht vergessen werden. Das Wasser. Wasser ist ein Lebensmittel. Es setzt sich aus essentiellen und nicht essentiellen Inhaltsstoffen zusammen. Die essentiellen, also die lebensnotwendigen

Stoffe, teilen sich in Mengenelemente und in Spurenelemente auf. Wer zu wenig Wasser trinkt bekommt eine graue und fahle Haut. Mit zunehmendem Alter bildet sich das Bindegewebe zurück und die Haut ist nicht mehr in der Lage genügend Feuchtigkeit zu speichern. Daher sollen vor allem auch ältere Menschen regelmäßig trinken!

Mengenelemente

- ➢ Natrium
- ➢ Kalium
- ➢ Calcium
- ➢ Magnesium
- ➢ Chlorid
- ➢ Phosphor

Spurenelemente

- ➢ Chrom
- ➢ Kupfer
- ➢ Eisen
- ➢ Mangan

- ➢ Selen
- ➢ Fluorid

Daneben gibt es dann noch die nicht essentiellen, und zum Teil sogar toxischen Bestand-
teile im Wasser. Einige davon sind uns allen
bekannt:

- ➢ Aluminium
- ➢ Arsen
- ➢ Blei
- ➢ Cadmium
- ➢ Asbest
- ➢ Pestizide
- ➢ Tenside

Sie gelangen durch Abwässer, Regen und
Düngung in den Boden, ins Grundwasser und
somit auch in unser Trinkwasser. Über einige
werde ich schreiben.

Zink

Zink gehört zu den wichtigsten Stoffen, es ist sehr wertvoll für den gesamten Haushalt. Wir benötigen es unter anderem zum Entgiften des Körpers. Es hilft beim Abbau von Giften wie Blei, Cadmium oder Quecksilber. Solche Gifte kommen nicht nur durch das Wasser, sondern auch durch die Atemluft in unseren Körper.

Zink baut im Körper den Keratingehalt auf, also den Bestandteil der Haare. Es ist zuständig für Bildung der Hornschicht und unterstützt den Heilungsprozess im Körper.

Mangelerscheinungen

- ➢ Haarausfall
- ➢ Akne
- ➢ Erschöpfungszustände
- ➢ Blutarmut
- ➢ Impotenz!
- ➢ Wachstumsstörungen
- ➢ Trockene Haut

- ➤ Brüchige Nägel
- ➤ Abwehrschwäche

Zu beachten ist bei Zink, dass es hier zu einer Überdosierung kommen kann. Ein zu hoher Kupferspiegel im Blut kann zu einem Zinkmangel führen. Häufig kommt dieses bei alten Wasserrohren in Haushalten vor. Das kann auch bei erhöhter Eiseneinnahme geschehen.

Woher bekommen wir Zink

- ➤ Käse
- ➤ Pilzen
- ➤ Linsen
- ➤ Meeresfrüchten
- ➤ Schalentieren
- ➤ Rohem Fleisch
- ➤ Pekannüssen
- ➤ Hefe
- ➤ Vollkornprodukten wie Brot
- ➤ Grünem Tee

Als der Bauernbub in eine andre
Haut schlüpfte,
gewann die Magd ein Kind!

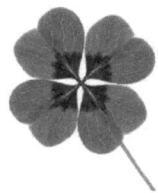

Kupfer

Wir benötigen Kupfer für das Bindegewebe
und für die Pigmentierung in der Haut.
Kupfer hat eine Besonderheit. Es ist bereits in
geringe Mengen toxisch, jedoch nicht für Wir-
beltiere, also nicht für den Menschen. Das ist
ursächlich der Grund, warum früher Wasser-
leitungen aus Kupfer verlegt wurden. Kupfer
ist also bakterizid. Es hat Versuche gegeben
diesen Vorteil in Krankenhäusern auszunut-
zen, zum Beispiel für Türgriffe! Wasser, wel-
ches in Kupferkesseln oder Vasen gefüllt
wird, wird nicht so schnell faulig. Einen Vorteil,
den man sich bei Blumen zu Nutze machen

kann. Eine Kupfermünze, ein alter Pfennig zum Beispiel, kann Blumen länger frisch halten.

Für Mikroorganismen ist Kupfer bereits in Kleinstmengen toxisch.

Ein Mangel entsteht sehr, sehr selten. Wenn, dann nach lang anhaltenden Durchfällen.

Woher bekommen wir Kupfer

- ➢ Leber
- ➢ Getreide
- ➢ Gemüse
- ➢ Nüssen

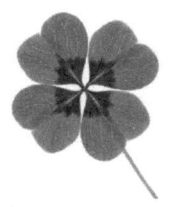

Silizium

Silizium, (Silicium) oder Kieselerde, ist nötig für eine Bildung der Haut, der Haare, der Zähne, der Knochen und für die Bildung des Bindegewebes. Ganz nebenbei fördert es den Zellstoffwechsel und den Aufbau neuer Körperzellen. Dadurch wirkt es gegen vorzeitiges Altern. Das Bindegewebe bleibt straff. Auch unsere Blutgefäße behalten eine gesunde Elastizität durch Silicium. Der Körper kann es nicht selbst herstellen, wir müssen es also mit der Nahrung zu uns nehmen. „Normalerweise" nehmen wir ausreichend Silicium zu uns. Aber auch das Getreide hat heute aufgrund von Düngungen nicht mehr ausreichende Inhaltsstoffe. Außerdem verliert sich der Stoff beim Mahlen, Schälen und beim Kochen oder Backen.

Die Wissenschaft forscht noch an Nachweisen, letzte Ergebnisse liegen hier noch nicht vor.

Woher bekommen wir Silicium

- ➢ Kartoffeln
- ➢ Vollkornprodukten
- ➢ Zwiebel
- ➢ Rote Bete
- ➢ Gerste, Weizen, Mais, Hirse

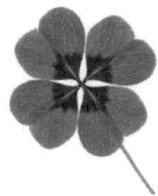

Haar und Unglück wächst über Nacht!

Selen

Selen ist ein essentielles Spurenelement, also ein lebenswichtiges. Es ist ein Antioxidans und schützt unsere Körperzellen vor schädlichen Angriffen.

Es ist jedoch zu beachten, ein Zuviel von Selen kann schädlich sein, da es toxisch ist. Selen soll vor Krebs schützen. Aber: Achtung! Vor der Einnahme sollte man eine Blutuntersuchung machen lassen. Denn nur bei einem zu niedrigen Selenspiegel ist hier ein Handeln erforderlich. Also auf keinen Fall eine präventive Einnahme.

Anzeichen für einen Selen-Mangel:

➢ Ständige Infektionen
➢ Kleine Verletzungen heilen schwer, Schnitt- und Schürfwunden
➢ Fehlende Vitalität
➢ Sehfähigkeit ändert sich ab und zu

Woher bekommen wir Selen

- ➢ Fleisch
- ➢ Eiern
- ➢ Milchprodukten
- ➢ Getreide
- ➢ Pilzen
- ➢ Obst
- ➢ Nüssen

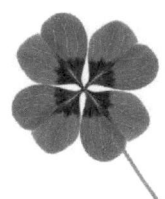

Hilfe durch Nahrungsergänzung?

Vorbeugen ist besser als heilen! Wer kennt diesen Anspruch nicht.
Klinische Studien belegen:
Je höher und vielfältiger der Verzehr von Obst und Gemüse ist, desto besser das Wohlbefinden und die allgemeine Gesundheit.

„Täglich mindestens 5 - 7 Portionen (täglich ca. 650 - 800 g) Obst und Gemüse!", ist die Empfehlung der internationalen Organisationen:
WHO (Weltgesundheitsorganisation), Deutsche, Österreichische und Schweizerische Gesellschaft für Ernährung, Krebsgesellschaften verschiedener Länder, diverse Bundesministerien für Gesundheit sowie vielen anderen Gesundheitsorganisationen auf der ganzen Welt.

Fremde Erfahrungen ritzen die Haut,
eigene Erfahrungen schneiden ins
Fleisch!

Redensart aus Korea

Noch einmal:

„Mindestens 5 Portionen Obst und Gemüse am Tag
leisten einen entscheidenden Beitrag zum Erhalt Ihrer Gesundheit"

Studien zeigen allerdings, dass nur 10 % der Menschen diese Ernährungsempfehlung umsetzen. 90 % aller Menschen essen viel zu wenig Obst und Gemüse.
Das hat verschiedene Ursachen. Es liegt an der fehlenden Zeit, denn es ist aufwendig sich mit frischem Obst und Gemüse zu versorgen.

Und nicht immer ist auch das im Obst und Gemüse enthalten, was wir benötigen!

Wir sehen dem Obst nicht an ob es gedüngt wurde und sich Reste auf ihm befinden. Können Sie Herbizide erkennen? Wissen Sie wie Insektizide auf einem Apfel aussehen? Oder gar Nitrate? Nein. Leider kann man eben keine Gifte auf den Lebensmitteln sichtbar machen, sodass wir sie im Supermarkt erkennen können.

Angesichts dieser Ernährungssituation werden Nahrungsergänzungspräparate eine zunehmende Rolle spielen, **wollen** uns die Hersteller vermitteln.

In den letzten Kapiteln konnten wir sehen, dass viele Stoffe, Vitamine und Mineralien, die der Körper benötigt, im Obst und Gemüse zu finden sind.

Um eine gesunde und strahlende Haut zu bekommen oder, im besten Fall, zu erhalten, benötigen wir also ausreichend Obst und Gemüse.

Eine besondere Rolle in der Ernährung spielen dabei die Beeren.

Die in den roten Trauben und Beeren vorhandene Substanz Polyphenole ist für das in der Wissenschaft bekannte „Französische Paradoxon" bekannt.

Franzosen leiden weitaus weniger an Herz- und Kreislauferkrankungen als Menschen in anderen Ländern. Und dieses obwohl sie bekanntlich üppig essen und viel Fett zu sich nehmen. Das liegt am Wein, erkannten die Wissenschaftler und machten sich dieses Wissen zu nutze.

Für eine schöne und gesunde Haut benötigen wir zahlreiche Substanze.

Hier nur einige Beispiele, die uns helfen „hübsch" zu bleiben.

Ich erwähne hier nur einige Stoffe, die sich auf die Haut beziehen.

Obst

Apfel: Er enthält über 300 Biosubstanzen. Man bezeichnet den Apfel auch als Miniapotheke! Er lindert u. a. Juckreiz auf der Haut, beugt Krebs vor und neutralisiert Gifte im Körper.

Orange: Sie enthält u. a. Bioflavonoide, Vitamin B und Vitamin C und Zellschutzstoffe, die vor freien Radikalen schützen.

Ananas: Sie enthält u. a. Vitamin C, Magnesium und Bromelin. Ananas spaltet das Eiweiß und regt die Fettverbrennung an.

Pfirsiche: Enthalten reichlich Vitamin A, B, C. Sie sind besonders gut für eine glatte Haut, schöne Haare und scharfe Augen.

Papayas: Sie enthalten wichtige Enzyme. Sie bauen Schlackenstoffe im Gewebe und im Verdauungstrakt ab, das hilft gegen Cellulitis, Problemhaut und Allergien.

Datteln: Sie enthalten viele Vitamine und Mineralien. Sie kräftigen die Herz – und Körpermuskulatur.

Beeren

Heidelbeeren: Enthalten viel Vitamin B und C, Eisen. Sie halten die Blutgefäße geschmeidig und entgiften.

Holunderbeeren: Sie sind reich an Vitamin A, B und C. Sie enthalten außerdem Selen und Flavone. Es verbessert die Durchblutung, schützt die Zellen (freie Radikale) und gilt als Krebsschutz.

Himbeeren: Sie enthalten viel Kalium. Die Beeren helfen beim Entgiften und schützen die Zellen.

Concord Trauben: Sie ist die Wundertraube, die Anthocyane, Antioxidantien und Flavonoide enthält. Sie unterstützen den gesamten Körper, vor allem aber auch Herz- und Kreislaufsystem.

Moosbeeren: Enthalten sehr viel Vitamin C und starke Antioxidantien.

Johannisbeeren: Die schwarzen Beeren enthalten sehr viel Vitamin A und C. Sie helfen gegen die Hautalterung, beugen Falten und Cellulitis vor. Sie machen die Haut elastischer.

Gemüse

Karotten: In ihnen ist Beta - Carotin enthalten, es bringt Gesundheit für Haut, Augen und Haare.

Rüben: Der Genuss er roten Rübe hat gute Auswirkungen auf Haut, Haare und Nägel!

Grünkohl: Kein anderes Gemüse hat so viele Vitamine, Mineralstoffe und Spurenelemente

wie der Grünkohl. Bereits eine Portion Grünkohl denkt den Tagesbedarf an Vitamin C ab.
Er ist mit für den Zellschutz verantwortlich. So
sorgt er für eine straffe Haut und schöne Haare.

Weißkohl: In ihm sind u. a. zahlreiche Vitamine aber auch Eisen, Kupfer und Kalzium enthalten. Er wirkt blutverdünnend, beugt Krebs
vor und regt den Darm an. Damit sorgt er
auch für den Abtransport von Schlackestoffen
und somit für eine strahlende Haut.

Tomaten: Davon kann man nie genug essen!
Sie sind randvoll mit Vitamin A, E, C und mit
viel Vitamin B. Die Tomate wirkt blutbildend
und krebsvorbeugend. Sie unterstützt die Leber bei der Entgiftung.

Spinat: Hier sind zahlreiche Vitamine, hoch-
wertiges Eiweiß und 13 Mineralstoffe enthalten. Er fördert die Blutbildung und kräftigt das
Immunsystem. Die enthaltenen Karotinoide
machen eine schöne und gesunde Haut.

Der Wert eines Menschen steckt unter der Haut!

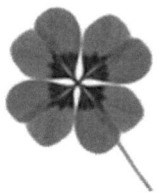

Lassen Sie mich noch eine Bitte aussprechen! Nehmen Sie nicht einfach Nahrungsergänzungsmittel zu sich. Leider bekommen Sie heute unzählige Produkte, die Ihnen leider mehr schaden als helfen!

Nur nach einer Blutuntersuchung und einem wirklich vorhandenen Mangel sollten diese durch Einnahme ausgeglichen werden. Eine Einnahme mit der Gießkanne, also viele Stoffe, viele Produkte, ganz nach dem Motto: Viel hilft viel! ist kontraproduktiv. Es kann durch die Einnahme zu ernsten Erkrankungen und Störungen kommen!

Vitamin-Mangel

Kurzübersicht und Zusammenfassung:

> **Akne**, hier fehlt Zink

> **Altersflecken**, hier fehlt Vitamin E

> **Brüchige Nägel**, hier fehlt Vitamin B 7

> **Cellulitis**, hier fehlt Vitamin B 6

> **Faltenbildung**, es fehlt Vitamin E

> **Glanzloses Haar**, es fehlt Vitamin B 7

> **Haarausfall**, es wird Vitamin B 5, Vitamin B 7 und Zink benötigt

> **Trockene und rissige Haut**, wir benötigen Provitamin A, Vitamin B 2 und Vitamin B 7

➤ **Unreine und fettige Haut**, es fehlt Vitamin B 3 und Vitamin B 7

➤ **Um den Alterungsprozess aufzuhalten**, Vitamin A, Vitamin C, Vitamin D und Vitamin E

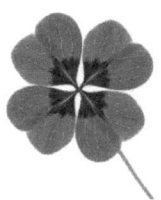

Hauttypen

Normale Haut

So wünschen wir uns unsere Haut. So normal wie möglich. Aber was zeichnet den Typ „normale Haut" aus?

Zunächst einmal ist sie gesund. Sie ist gut durchblutet, sie neigt nicht dazu trocken oder gar fettig zu erscheinen. Sie ist feinporig und neigt auch nicht zu Rötungen.

In der Jugend ist sie glatt, weich und straff. Diese Tatsache wird sich im Laufe des Alters ändern. Aber auch eine reife Haut kann noch immer eine normale Haut sein.

Freuen Sie sich, denn nur noch jeder Zehnte in Deutschland hat eine normale Haut!

Pflege

Eine regelmäßige Reinigung der Haut, am Morgen und am Abend ist immer eine Grundvoraussetzung für eine gepflegte und gesunde Haut. Benutzen Sie eine milde Reinigung, milde Gesichtswasser und je nach der Jahreszeit natürliche Pflegeprodukte für den Tag und für die Nacht. Ihre Haut freut sich einmal wöchentlich über eine Feuchtigkeitsmaske oder eine Feuchtigkeitspackung. Produkte mit Naturkräutern sind immer zu empfehlen.

Freie Leute stecken in keiner Bubenhaut!

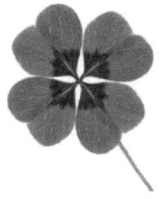

Trockene Haut

Auch die trockene Haut ist sehr feinporig. Sie erinnert beim Betrachten an Pergamentpapier. Grund ist ein Feuchtigkeitsmangel. Daher ist sie oft rau, spröde und wird leicht rissig. Hinzu kommt dann oft ein Juckreiz. Die Haut spannt und reagiert besonders auch auf Temperatureinflüsse. Die trockene Haut mag keine Klimaanlagen, aber auch keine stark geheizten Räume. Im fortgeschrittenen Stadium kann es zu Ekzemen kommen, die sich aufgrund der Austrocknung bilden. Dabei reagiert die Haut außerdem empfindlich auf zu langes Duschen oder Baden. Es stellen sich Rötungen ein.

Einige Menschen neigen zu einer trockenen Haut, weil bei ihnen die Feuchtigkeits- und die Fettregulierung gestört ist. Hier kann es in der Folge auch zu Neurodermitis oder zu Ekzemen kommen.

Im Alter wird unsere Haut immer trockener. Die natürliche Regulierung funktioniert eben nicht mehr so richtig. Jetzt bilden sich auch

Falten. Aber auch eine falsche Pflege kann schuld sein an zu trockner Haut. Ein hoher Alkoholanteil trocknet die Haut aus und schädigt sie dadurch. Ganz nebenbei erwähnt sei, auch die Ernährung ist mit am Hautbild beteiligt und dafür verantwortlich. Hier sei unter anderem ein hoher Alkoholgenuss erwähnt. Aber auch die Einnahme von Medikamenten, wie zum Beispiel der Antibabypille, kann ursächlich sein.

Pflege:

Die trockene Haut möchte gerne mit einer fetthaltigen Reinigungsmilch gereinigt werden. Auf alle Fälle sollen Seifen gemieden werden, da sie den PH - Wert der Haut nachteilig verändern. In der Naturkosmetik werden Reinigungspräparate angeboten, die gänzlich auf Seifenanteile verzichten. Ein Gesichtswasser sollte einen sehr niedrigen Alkoholgehalt beinhalten, auf keinen Fall über 20 %.

Zur Verfeinerung des Hautbildes dienen Feuchtigkeitsmasken, reichhaltige Augencremes und ein Peeling. Hierbei werden die abgestoßenen Hautpartikel entfernt und das Hautbild verbessert sich. Substanzen, die besonders für die trockene Haut geeignet sind: Kamille und Ringelblume.

Auch beim Baden und Duschen sollten Sie auf basische Produkte achten. Pflegen Sie Ihre Haut regelmäßig.

Bitte denken Sie daran, ausreichend Wasser zu trinken!

Es kann jeder seine Haut gerben lassen,
wo er will!

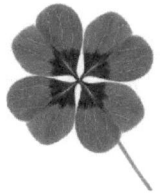

Fettende Haut

Eine fettige Haut glänzt, da es zu einer erhöhten Fettproduktion der Talgdrüsen kommt. Das zeigt sich nicht nur im Gesicht, sondern auch auf der Kopfhaut und man erkennt fettige Haare. Irrtümlich glauben viele Menschen, ihre Haare wären fettig. Die Ursache liegt aber an der Kopfhaut und der Talgproduktion an den Haarfollikeln. Es können auch andere Körperstellen betroffen sein; so zum Beispiel der Rücken und die Brust, nebst Dekolletee. Eine fettige Haut neigt zu erhöhter Schweißproduktion. Die Poren der fettigen Haut sind erweitert. Die oberste Hautschicht, die Hornschicht, ist verdickt. In der Regel wirkt die Haut schlecht durchblutet und/oder blass. Sie neigt verstärkt zu Komedonen (Mitessern), da die Poren verstopfen.

Die Hauptursache liegt in einer übermäßigen Talgproduktion. Ursächlich, gerade bei jungen Menschen in der Pubertät ist die Hormonumstellung. Diese Überproduktion fällt etwa nach Vollendung des 25. Lebensjahres wieder auf eine normale Menge ab.

Ebenfalls können die zyklischen Änderungen des Hormonspiegels bei der Frau (Menstruation) zu einer überhöhten Talgproduktion führen. Aber auch die Einnahme der Antibabypille oder eine Schwangerschaft tragen dazu bei. Oft leiden Frauen auch erst nach der Schwangerschaft, erneut durch die Hormonumstellung, an fettiger Haut.

Ursachen können hier aber auch eine falsche Ernährung, ein zu hoher Alkoholkonsum oder eine erbliche Veranlagung sein.

Grundsätzlich kann auch die Einnahme von Medikamenten für eine Überproduktion und somit fettiger Haut verantwortlich sein.

Auch hier kommen aber auch pathologische Ursachen infrage. (Erkrankung der Nebennierenrinde).

Pflege:

Die fettige Haut bedarf einer gründlichen Reinigung. Bevorzugt sollten hier Sydnet - Präparate gewählt werden. Flüssige Waschlotionen oder alkalifreie Seifen, die den PH – Wert der Haut nicht verändern. Es kann ein Gesichtswasser mit bis zu 40 % Alkohol gewählt werden. Adstringierende und antiseptische Produkte sollten bevorzugt zum Einsatz kommen. Für die Pflege nimmt man dünnflüssige Emulsionen mit hohem Feuchtigkeitsanteil und wenig Fett. Es können auch fettfreie Gelees oder Gels gewählt werden. Hier empfiehlt sich ein zwei – bis dreiwöchentliches Peeling zur Verbesserung des Hautbildes.

Reinigungsmasken mit beruhigenden Wirkstoffen kommen ebenso zum Einsatz wie fettfreie Augencremes.

Die fettende Haut basiert auf einer Überfunktion der Talg- und Schweißdrüsen, die zu einer ölig - glänzenden Haut führt. Diese Haut neigt zu Hautunreinheiten.

Eigenschaften der fettenden Haut auf einen Blick: es zeigen sich vergrößerte Poren und die Haut glänzt.

Wir finden starke Verhornungen der Haut. In der Folge führen dann verstopfte Poren zu Unreinheiten im ganzen Gesicht. Der Teint scheint unregelmäßig.

Auch hier gilt, auch beim Baden und Duschen basische Produkte verwenden.

Verzichten Sie auf große Mengen von Schokolade und Süßigkeiten, auf zuckerhaltige Getränke. Bitte denken Sie daran, ausreichend Wasser zu trinken!

Es ist in der Haut, wär's im Kleide,
so könnte man's abwaschen!

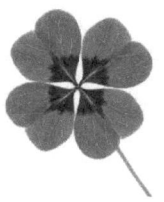

Empfindliche Haut

Eine empfindliche Haut ist trocken und reagiert auf viele Inhaltsstoffe mit Rötungen, Juckreiz oder sogar Brennen. Besonders die hellen Hauttypen leiden oft an empfindlicher und sensibler Haut. Es kommt zu rauen Stellen, zu spröder Haut und zu vermehrten Rissen. Die empfindliche Haut gleicht somit im Erscheinungsbild sehr der trockenen Haut. Auch die Ursachen einer empfindlichen Haut gleichen den Ursachen einer trockenen Haut. Es kann zu Pickeln kommen, zu Brennen und zu Quaddel - Bildung. Auf das Ausprobieren neuer Cremes reagiert die empfindliche Haut oft mit Stechen, Brennen und Juckreiz. Ein Zuviel an Sonne führt schnell zu Rötungen. Sie reagiert einfach immer gereizt. Hier kommt erschwerend hinzu, dass die Haut auf falsche oder unsachgemäße Pflege extrem empfindlich reagiert. Hier muss besonders auf die Zusammensetzung der Produkte, also auf die Inhaltsstoffe geachtet werden. Duftstoffe und Konservierungsstoffe können der sensiblen, empfindlichen Haut enormen Schaden zufügen. Nehmen Sie sich Zeit für Ihre Haut, sie wird es Ihnen danken.

Pflege:

Eine empfindliche Haut benötigt spezielle Pflegeprodukte und eine geduldige Hand. Auf keinen Fall darf hier zu oft und zu intensiv gereinigt werden. Milde Reinigungslotionen, ohne Alkohol, ohne Seifen und ohne PH – Wert Änderung sind Grundvoraussetzung für eine adäquate Pflege. Beruhigende Packungen mit Naturstoffen helfen die Reizungen zu mildern und der Haut Ruhe zu verschaffen. Damit wird sich das Hautbild positiv verbessern.

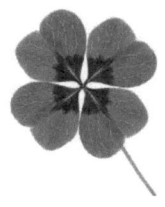

Reife Haut

Mit zunehmendem Alter verändert sich auch unsere Haut. Die Neubildung der Zellen geht zurück. Besonders auch bei der Frau – eine Folge des Klimakteriums - der Wechseljahre. Die Haut wird zunehmen fahl, welk und faltig. Das Hautgewebe wird schlaff. Die Haut kann weniger Feuchtigkeit speichern, sie reagiert daher empfindlicher. Auch die Talgproduktion nimmt ab. Der Säureschutzmantel der Haut bleibt auch nicht verschont.

An Gesicht und Händen können Pigmentflecken entstehen. Schon ab Mitte Vierzig sollte man daher seiner Haut vermehrt Aufmerksamkeit schenken.

Es gibt durchaus Möglichkeiten der reifen Haut zu helfen und den Alterungsprozess zu verlangsamen.

Pflege:

Benutzen Sie sowohl für den Tag als auch für die Nacht Produkte, die auf der Grundlage einer „Wasser – in - Öl-Emulsion" hergestellt wurden. Die jetzt eher trockene Haut benötigt vermehrt Feuchtigkeit. Zur Reinigung verwenden Sie eine milde Reinigungsmilch oder ein Reinigungsöl. Zur Klärung ein Gesichtswasser, mit Kräutern angereichter, aber möglichst ohne Alkohol. Ihrer Haut können Wirkstoffe wie Kollagen und Hyaluronsäure helfen. Regelmäßige Ampullen - Kuren, ein- bis zweimal wöchentlich, sollten jetzt zum Pflichtprogramm gehören. Vergessen Sie bitte auch Ihre empfindlichen Regionen um die Augen nicht.
Und bitte denken Sie besonders daran, Ihrem Körper regelmäßig Wasser zuzuführen!

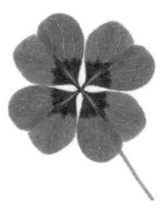

Problemhaut

Die Bezeichnung Problemhaut deckt viele Hauttypen ab. Auch eine empfindliche Haut hat sicherlich ein Problem. Generationen von Jugendlichen auf der ganzen Welt können sicherlich ein Lied davon singen: Hautprobleme.

Ich möchte mich hier aber mit anderen Problemen beschäftigen.

Da ist die Haut, die besonders große Poren hat. Eine Haut, die extrem schuppig ist. Eine Haut, die immer gerötet erscheint.

Bei der Problemhaut kommen wieder die uns bekannten Ursachen in Spiel. Eine falsche Pflege kann genauso verantwortlich sein wie eine falsche Ernährung. Die Einnahme von Medikamenten oder eine familiäre Vorbelastung können ursächliche sein. Durchaus kann aber auch ein zu wenig an Pflege hier schuld sein.

Pflege:

Diese Problemhaut bedarf einer intensiven und aufwendigen Pflege. Professionelle Dampfbäder vor der gründlichen Reinigung öffnen die Hautporen. Komedonen sollten nach gründlicher Desinfektion entfernt werden. Sie könnten sich im weiteren Verlauf sonst zu einer Akne ausleben. Auf keinen Fall darf die Haut jedoch übertrieben gereinigt werden, da auch die Problemhaut zu Reizungen neigt. Eine Reinigung mit adstringierenden und antiseptischen Produkten ist zu bevorzugen. So kann der Verunreinigung Einhalt geboten werden. Für auftretende Pickel sollte ein spezieller Stift benutzt werden.

Sie sollten auf Seifen verzichten. Hier helfen auch die basischen Produkte Ihrer Haut viel besser. Nicht nur im Gesicht, sondern auch beim Baden und Duschen. Verzichten Sie auf fettiges Essen. Der Körper sollte entsäuert werden. Und pflegen Sie regelmäßig, das ist hier besonders wichtig. Auch Ihre Haut wird es

Ihnen danken, wenn Sie regelmäßig Wasser trinken.

Raue Haare machen niemals alt,
die Haut tut es, wenn sie runzelt!

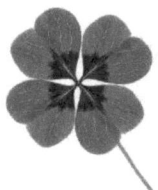

Bitte bedenken Sie jedoch: Es gibt nur eine Haut!
Und die Haut spiegelt uns wieder. So wie wir sind, wie wir uns fühlen, wir wie leben, was wir denken, fühlen und machen, das zeigt unsere Haut!
Auch dazu viele Infos im zweiten Teil des Buches!!

Erlauben Sie mir noch einen Hinweis:

All diese Pflegetipps funktionieren nur, wenn Sie wirklich ein Pflegeprodukt finden, dass absolut chemiefrei ist! Es hilft Ihrer Haut nicht, wenn Sie viel Geld für eine Pflegeserie ausgeben, weil es Ihnen in der Kosmetikabteilung oder Apotheke empfohlen wird und Sie erhalten mehr Chemie als Pflege!
Leider ist das heute oft so!
Lesen Sie daher aufmerksam am Ende meinen persönlichen Tipp dazu.

Aus anderer Leute Haut ist gut Riemen schneiden.

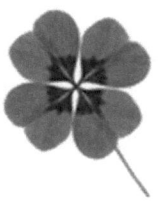

Neurodermitis

Neurodermitis ist ein entzündliches und in der Regel chronisches Hautleiden, ein endogenes Ekzem. Zusätzlich leiden die Personen meist an einer allergischen Hautreaktion. Die Haut ist trocken. Sie ist empfindlich und neigt zu Rötungen. Es können Ekzeme auftreten, hier besonders an zu Schweiß neigenden Hautstellen, zum Beispiel Kniekehlen und Ellenbeugen. Zusätzlich werden die Betroffenen von Juckreiz geplagt. Häufig klagen Neurodermitis - Patienten besonders in den Nachtstunden darüber. Die in Schüben auftretende Erkrankung Neurodermitis konnte bisher noch nicht abschließend wissenschaftlich untersucht werden. Die Auslöser sind nicht bekannt, eine vollständige Heilung ist nicht möglich. Die Krankheit ist jedoch behandelbar, sodass der Patient weniger leiden muss. Hinzu kommen häufige Allergien, die das Leben beschwerlich machen. Neben Nahrungsmittelallergien sind Heuschnupfen und Asthma Bronchiale bekannt. Nicht nur durch den Juckreiz kommt es zu chronischem Kratzen und Scheuern der Haut. Die Epidermis reagiert darauf mit bräunlichen, braunrötlichen bis graue Papeln. Auch unsere Umgebung kann schuld sein. Gibt es vielleicht besondere Stoffe, denen Sie ausgesetzt sind? Ich denke da vermehrt an Nikotin, an giftige Dämpfe am Arbeitsplatz? Haben Sie noch Amalgamfüllungen in den Zähne? Leiden Sie an einer Sucht? Alkohol oder Medikamente? All diese Faktoren können die Neurodermitis begünstigen. Oft führen auch seelische Problem zur Verschlechterung der Neurodermitis oder gar zu ihrem Ausbruch bei.

Pflege:

Durch Neurodermitis geschädigte Haut ist sehr sensible. Sie bedarf einer ganz speziellen Pflege, die der Pflege einer empfindlichen Haut gleicht. Auch hier ist der Einsatz von adstringierenden und antiseptischen Produkten zu bevorzugen. Besonders muss hier auch wieder auf die Inhaltsstoffe der Pflegeprodukte geachtet werden. Sie sollte auf jeden Fall basische Produkte für den ganzen Körper und das Gesicht bevorzugen. Weg von Seifen! Der Körper sollte in jedem Fall entsäuert werden. Verzichten Sie auf jeden Fall auf duftangereicherte Produkte! Auf die üblichen Deos sollten Sie lieber verzichten. Es gibt gute Pflegeprodukte, die speziell für Ihre Haut konzipiert wurden. Sie sind mit Pflege.- und Nährstoffen angereichert, die heilen und den Juckreiz lindern. Alle Produkte sollten auch immer ohne Konservierungsstoffe sein.

In kleiner Haut stecken auch Leute!

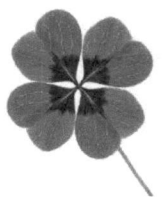

Psoriasis (Schuppenflechte)

Die Schuppenflechte ist eine der häufigsten Hauterkrankung. Sie wird in zwei Typen unterteilt. Der Psoriasis Typ I tritt in der Regel vor dem 40. Lebensjahr auf. Häufig sind familiäre Erkrankungen vorhanden. Die schweren Verläufe der Erkrankung sind durch häufige Rezidive gekennzeichnet. Der Psoriasis Typ II beginnt erst nach dem 40. Lebensjahr. Hier ist die Familienanamnese negativ. Der Verlauf der Erkrankung ist nicht so aggressiv und verläuft milder. Man erkennt in beiden Fällen scharf abgegrenzte rote und erhabene Schuppen. Die silbrig weißen Hautstellen jucken. Die Fingernägel und Fußnägel sind mit betroffen. Auch hier sind silbrig weiße Veränderungen zu erkennen. Die Psoriasis ist eine Autoimmunreaktion des Körpers. Daher ist die Krankheit auch nicht ansteckend, wie oft fälschlicherweise behauptet wird.

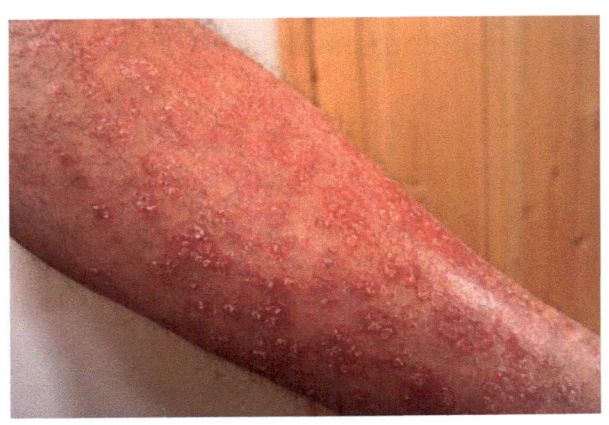

Psoriasis am Bein

Die Keratinozyten, die Hornbildenden Zellen der Epidermis, produzieren vermehrt Keratin. Die Haut verdickt sich und beginnt Schuppen zu bilden. Psychische Faktoren und Stress verschlechtern das Hautbild und die Erkrankungen. Der Betroffene leidet und daraus ergibt sich eine endlose Spirale. Häufig kommt es durch eine Übersäuerung des Körpers zur Verschlimmerung der Erkrankung. Sonne kann helfend eingesetzt werden, eine Vielzahl von Präparaten ist auf dem Markt. Eine zeitweise Beschwerdefreiheit kann dadurch erreicht werden.

Pflege:

Die richtige Pflege ist vom Einzelfall abhängig. Eine regelmäßige Hautpflege ist aber unbedingt erforderlich. Es muss für ausreichend Feuchtigkeit gesorgt werden, da die Haut aufgrund der Schuppen sehr trocken ist. Besonders kommen hier auch Öle, reine Olivenöle zum Einsatz. Die Schuppen werden entfernt, darunter erkennt man die silbrige Haut, die punktuell zu bluten beginnt. Das ist das letzte Zeichen zur Erkennung einer Psoriasis. Spezielle Mittel, die auf dem Markt angeboten werden, verhindern die Überproduktion der Schuppenbildung zumindest teilweise. Die regelmäßige Anwendung der Produkte ist erforderlich. Gleichzeitig sollte der Körper entsäuert werden. Bitte verwenden Sie für die tägliche Reinigung des Körpers, beim Duschen, Baden, Haare waschen und auch für die Reinigung des Gesichtes nur ein basisches Produkt. Seifen helfen nicht - sondern schaden! Bitte denken Sie daran, ausreichend Wasser zu trinken!

Man soll die Bärenhaut nicht

verkaufen,

ehe der Bär gestochen ist!

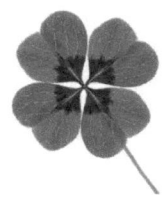

Akne

Die Akne läuft in vier unterschiedlichen Phasen ab, dementsprechend ist das Hauterscheinungsbild.

Zuerst sondert die Haut vermehr Talg ab. Die Haut bildet zusätzlich Hornschichten. Sie ist jedoch noch nicht entzündlich. Im nächsten Schritt bilden sich Entzündungen auf der Haut. Die dann letztendlich zur Narbenbildung führen. Vor allem während der Pubertät produziert die Haut durch die Hormonumstellung vermehrt Talg. Auf der fettigen Haut entstehen Mitesser, Knötchen und Pusteln. Das kann der Anfang einer Akne sein. Aber es gibt durchaus auch andere Ursachen. Auslöser können Medikamente oder Kosmetikprodukte sein. Der Besuch beim Arzt ist hier unverzichtbar. Durch eine Blutanalyse können unwichtige Stoffe, die nicht verantwortlich sind, ausgeschlossen werden. Akne kann genauso gut durch eine Stoffwechselkrankheit ausgelöst werden. Einen besonders schlimmen Verlauf nimmt die Akne, wenn sich Bakterien in der Haut ansiedeln. Sind Staphylokokken beteiligt spricht man von einer „Superinfektion". Aber auch falsche Ernährung kann zu einer Verschlechterung der Akne führen. Unsere Haut dient auch als Ausscheidungsorgan. Die Poren sind die Ausscheidungsgänge in der Haut. Sind sie verstopft kommt es zur Pickelbildung. Sie können sich entzünden. Und auch hier ist die Übersäuerung des Körpers für den Verlauf der Akne mit verantwortlich.

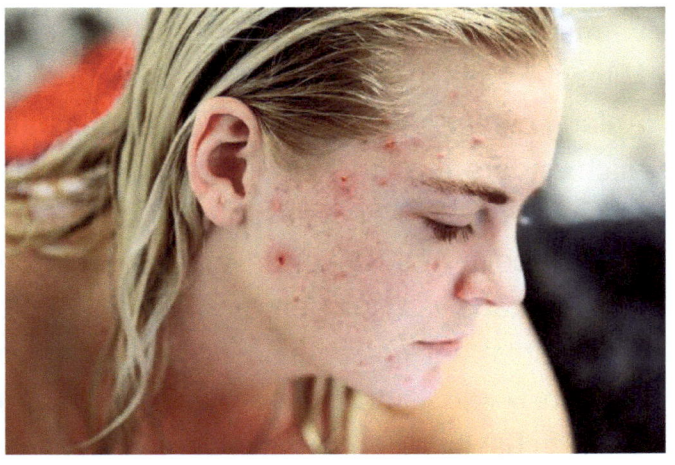

Akne eines jungen Mädchens

Pflege:

Akne ist keine Folge einer schlechten Pflege! Akne ist eine Erkrankung. Sie lässt sich bis heute noch nicht heilen. Gute Pflege und eine entsprechende Therapie kann jedoch hervorragende Erfolge vorweisen. Voraussetzung hierbei ist Geduld. Es werden unterschiedliche Medikamente angeboten, die je nach Erkrankung zum Einsatz gelangen. Vorsicht beim Einsatz von Kortison. Da Kortison die Haut schädigt, sie wird dünner, sollte die Einnahme nur in äußerten Notfällen in Kauf genommen werden. Hier ist wirklich weniger mehr! Wichtig ist es den Talgüberschuss zu entfernen. Somit können die Talgdrüsen nicht neu oder weiter verstopfen. Hierzu nimmt man pflegende Reinigungslotionen mit gleichzeitiger Desinfektion. Die Komedonen sollen regelmäßig und fachgerecht entfernt werden. Regelmäßige Peelings lösen die Verstopfungen der Talgdrüsen. Ebenso kommen Vitamin A Säuren zum Einsatz. Kosmetikerinnen setzen Azelainsäure zum Abtöten der Bakterien und zur Auflösung der Verhornungen ein. Bei schweren Entzündungen müssen Antibiotika verschreiben werden. Den Narben geht man mit Fruchtsäure - Peelings zu Leibe. Es werden auch Operationen angewandt, bei denen die Hautschicht abgeschliffen wird. Man erreicht so eine Verfeinerung des Hautbildes. Immer wenn der Hormonspiegel mit verantwortlich ist, wird der Arzt zu Isotretinoin greifen. Ein viel versprechender Wirkstoff, der allerdings unzählige Nebenwirkungen hat. Schwangere dürfen auf keinen Fall damit behandelt werden, da Gefahr für das Ungeborene besteht. Auf alle Fälle sollten Sie die Pflegeprodukte auch zum Duschen, Haare waschen und Baden verwenden. Verzichten Sie auf große Mengen von Schokolade und Süßigkeiten, da dieses Ihre Akne nur verschlimmert. Bitte denken Sie daran, ausreichend Wasser zu trinken!

Rosazea oder Rosacea

Rosazea, oder auch Rosacea, ist eine entzündliche Erkrankung der Gesichtshaut. Die eher harmlose Krankheit tritt bei Erwachsenen im mittleren Alter auf. Sie tritt allerdings recht häufig auf. Frauen sind eher betroffen als Männer, Hellhäutige eher als Dunkelhäutige. Oft beginnt die Krankheit schon bei Kindern um das vierte Lebensjahr, bleibt aber oft auch unerkannt, da sie ihre volle Ausprägung eben erst so um die Fünfzig erreicht.

Rosazea hat viele Gesichter. Es kann zu Mischformen mit anderen Krankheiten kommen, so mit Akne oder auch einer Bläschen bildenden Sonderform der Rosazea. Bei einigen Männern treffen wir auf die Knollennase, die sich aufgrund von Talgdrüsenwucherungen bildet. Schlimm wird es aber erst, werden auch die Augen der Patienten mit in Leidenschaft gezogen. Es kommt zu Bindehaut.- und Lidrandentzündungen. Manchmal auch zu Entzündungen der Hornhaut.

Es beginnt meist mit Rötungen im Wangenbereich. Aber auch Nase, Kinn und Stirn können betroffen sein. Oft kommt es zum Stillstand – oft verschlechtert sich das Bild und es kommt zur Akne. Fleckenförmige und schuppige Rötungen deuten auf eine Rosazea hin. Es können sich entzündliche Knötchen und Pusteln bilden. Es bilden sich Mitesser, die sich auch entzündlich verändern. Die Haut an den betroffenen Stellen juckt und brennt.

Ein Nebeneffekt der Rosazea sind die sich einstellenden psychischen Belastungen der Patienten. Klar, mit solchen Veränderungen im Gesicht leidet das Selbstwertgefühl!

Die Ursachen sind noch unbekannt. Man vermutet Störungen im Magen.- und Darmbereich, Lebererkrankungen und ein Zuviel an Sonne. Aber auch der Heliobacter, ein Stäbchenbakterium, das den Magen besiedelt, könnte verantwortlich sein.

Pflege:

Da die Haut sehr empfindlich ist, sollte sie auch so behandelt werden.

Verzichten Sie auf alkoholisches Gesichtswasser, verzichten Sie auf Seifen aller Art. Basische Produkte sollten zum Einsatz kommen. Dennoch bedarf die Haut einer gründlichen Reinigung. Verzichten Sie, wenn möglich, auf Make Up! Vorsichtig mit der Sonne, da diese die Erkrankung verschlimmert! Auch sollten keine scharfen Gewürze zur Anwendung kommen. Vermeiden Sie sehr heiße Getränke, da sich dadurch die Blutgefäße noch weiter ausdehnen. Auch sollten Sie auf Alkohol, Stress und Aufregung verzichten! Auf den so beliebten Saunagang sollte in jedem Fall verzichtet werden!

Männer sollten auf den Elektrorasierer zurückgreifen, da die Nassrasur die Haut zu sehr reizt.

Verzichten Sie auf das Ausdrücken und Herumquetschen im Gesicht! Das sollte in jedem Fall ein Profi machen!

Wählen Sie kühlende Pflegeprodukte, die Linderung schaffen. Aber auch zu starke Kälte kann schaden! Daher im Winter beim Verlassen der Räume Schutzcremes gegen Kälte verwenden! Diese sollten aber in jedem Fall bei der Rückkehr wider entfernt werden!
Bei einem sich verschlimmernden Verlauf sollten die Augen regelmäßig vom Arzt kontrolliert werden.

Wo Haut und Haar nicht gut sind, da gibt es keinen schönen Pelz!

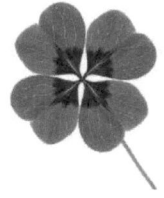

Flechten

Verschiedene entzündliche Hauterkrankungen werden unter dem Begriff Hautflechte zusammengefasst. Ich nenne hier als Beispiel die Knötchenflechte, genannt auch Lichen ruber planus. Diese Hauterkrankung ist nicht ansteckend. Es bildet sich ein knötchenartiger Ausschlag, der ganz deutlich von der gesunden Haut abgegrenzt ist. Im Mund zum Beispiel bilden sich weiße Streifen. Die Krankheit trägt ihren Namen aufgrund der Ähnlichkeit mit Oberflächen in der Pflanzenwelt.

Von der Krankheit sind überwiegend Männer zwischen 30 und 60 betroffen.

Die Flechten finden sich an den Armen und Beinen der Erkrankten. Man kann sie auch an den Beugeseiten der Handgelenke finden. Oft werden auch die Nägel befallen. Da auch die Schleimhaut infiziert sein kann, findet sich der Flechtenbefall auch an den Genitalien und im Analbereich.

Die Ursachen sind noch nicht bekannt. Man vermutet aber, dass Chemikalien oder Medikamente für den Ausbruch mit verantwortlich sein könnten, da sie das Immunsystem stören.

Pflege:

Es empfiehlt sich auf milde Reinigungs- und Pflegeprodukte zurückzugreifen. Auf Reizungen ist zu verzichten. Erfolgreich wurden bisher Kältetherapien und Lasertherapien eingesetzt. Aber auch die Behandlung mit Licht, UVA – Bestrahlungen, bringen Hilfe. Verzichten Sie auf Süßwaren und vielleicht auch mal auf den Kaffee!
Glücklicherweise heilt die Krankheit nach einigen Wochen ab.

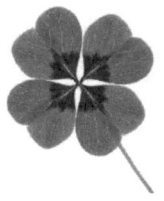

Mit heiler Haut davonkommen

Urtikaria

Unter dem Begriff Urtikaria verbirgt sich die Nesselsucht.

Sie tritt mit Quaddeln in Erscheinung, die höllisch jucken. Die Quaddel zeichnet sich durch Volumenzunahme aus. Sie kann weiß oder rot erschienen, sie kann ganz klein sein, z.b. zwischen zwei Fingern, oder weit ausgebreitet über eine große Fläche, wie den Rücken.

Eine Nesselsucht kann in unterschiedlichen Schweregraden verlaufen. Da kann lediglich eine kleine Quaddel sein, die etwas juckt und nach etwa fünfzehn Minuten wieder verschwunden ist. Die Urtikaria kann aber auch zu einem anaphylaktischen Schock führen, und damit wäre sie lebensbedrohlich. Die Quaddeln können am gesamten Körper auftreten.

Ursachlich für die Hautreaktion ist eine vermehrte Histamin - Ausschüttung des Körpers.

Eine Sonderform der Urtikaria ist das Quincke - Ödem. Hier treten die Quaddeln an den Ober- und Unterlidern der Augen, an den Lippen, an den Geschlechtsorganen und an Händen und Füßen auf.

Als Beispiel eine Reaktion der Lippen: zuerst werden sie heiß und nehmen an Volumen zu. Das Spannungsgefühl ist sehr stark, es schmerzt erheblich. Das Gesicht sieht total entstellt aus!

Die Ursache für eine Nesselsucht kann sehr unterschiedlich sein. Da kommen zum einen physikalische Gründe in Spiel, als da wären Reibung, Kälte, Wärme, Sonneneinstrahlung, Druck oder Scheuerstellen. Die Auslöser können aber auch einen algerischen Hintergrund haben. Da gibt es Reaktionen auf Blütenpollen, Hausstaub, Medikamente oder Insektenstiche. Manchmal ist auch nur ein Inhaltsstoff eines Medikamentes verantwortlich, nach dem man dann forschen muss.

Bei schweren Reaktionen muss ein Arzt hinzugezogen werden, bei einem Verdacht auf Schock sogar der Notarzt.

Bei Insektenstichen hilft immer Kühlung!

Man kann versuchen, die Ursache selbst einzugrenzen, indem man z.B. ein Tagebuch über Ernährung und sonstige Kontakte mit eventuell auszulösenden Stoffen führt!

Die Hautpflege sollte der empfindlichen Haut angepasst werden.

Wo die Löwenhaut nicht ausreicht, da knüpft man den Fuchspelz daran.

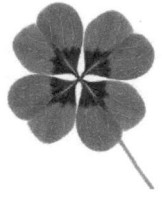

Pigmentstörungen

Es gibt sehr unterschiedliche Arten von Erscheinungsbildern bei einer Pigmentstörung. Die Ursache liegt bei allen Fällen in einer Störung der Melanozyten, die entweder zu viel oder zu wenig Melanin produzieren und abgeben. Die Störung liegt also innerhalb unserer Haut, eine Veränderung des Hautniveaus hat das also nicht zur Folge.

Der Ausdruck Albino ist ja bekannt. Die dazu gehörige Störung nennt sich Albinismus. Hier fehlt eindeutig die Pigmentbildung in der Haut, den Haaren und auch in den Augen.

Eine weitere Besonderheit ist die Scheckhaut, genannt Vitiligo. In der Regel beginnt es mit einem depigmentierten Fleck an der Hand. Dieser wird größer und dehnt sich aus. Betroffen können allen Körperstellen sein, aber auch die Haare und die Augen.
Die Ursache vermutet man in einem Autoimmungeschehen gegen die Melanozyten. Ur-

sächlich können aber auch Schilddrüsener-
krankungen oder Hormonerkrankungen wie
z.B. Diabetes sein.

Melanin schützt unsere Hautzellen gegen ein
Zuviel von Sonne und Licht. Fehlt nun dieses
Melanin müssen wir uns vermehrt vor Sonnenbestrahlung schützen, da erhöhte Son-
nenbrandgefahr besteht!

Ärzte versuchen durch Hormonbehandlungen
zu helfen. Besonders Erfolg versprechend hat
sich eine wohl dosierte Sonnenbestrahlung
gezeigt.

Die Haut sollte an den betroffenen Hautstellen
mit hohem Sonnenschutzfaktor geschützt
werden.

Die tägliche Hautpflege wird der Haut angepasst, die ihr Niveau ja nicht durch die Störung verändert.

Übrigens, zu diesem Erscheinungsbild gehören auch die Sommersprossen, die also brau-
ne Flecken, genannt Lentigo, vermehrt auch
bei Kindern auftreten.

Auf der Hut sollte man immer sein, wenn solche Flecke wachsen oder sich verändern!

Die Gänsehaut
ist die Epidermis unserer Zeit!

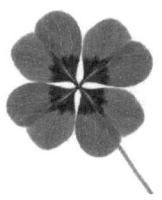

Nävus flammeus

Hinter dem Begriff Nävus verbirgt sich das Wort Muttermal. Das sind zunächst einmal etwas Angeborenes, etwas Gutartiges und etwas Fleckförmiges. Es sind Fehlbildungen der Haut, die das Niveau nicht verändern.

Bei dem Nävus flammeus handelt es sich um den Weinfleck oder das Feuermal.
Das ist zunächst einmal gutartig! Die Kapillare in der Haut, das sind ganz feine Blutgefäße, sind erweitert. Sie führen zu der Verfärbung

der Haut, meist hellrot bis dunkelblau. Sie kommen in der Regel im Gesicht oder im Bereich des Oberkörpers vor. Betroffen ist immer nur eine Körperhälfte, leider bilden sich die Flecke nicht von alleine zurück.

Sie führen zu einer erheblichen Störung des Aussehens, wodurch es auch zu Schäden an der Seele kommt!

Man behandelt heute den Nävus flammeus durch Lasertherapie. Nicht jedoch bei Kindern, da das Wachstum abgeschlossen sein sollte.

Einen besonderen Fleck, den man Storchenbiss nennt, möchte ich noch erwähnen. Auch dieser Fleck ist angeboren. Das kleine Feuermal findet sich medial, meist an der Haar – Nacken – Grenze. Also im Unterschied zum Weinfleck finden wir es in der Körpermitte. In der Regel bildet es sich nach den ersten Monaten spontan zurück.

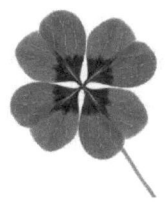

Erythem, Hämatom

Unter einem Erythem versteht man lediglich eine rote Verfärbung der Haut. Die Ursache liegt hier in einer Erweiterung der oberflächlichen Hautgefäße. Da können die unterschiedlichsten Ursachen vorliege, wie zum Beispiel ein Sonnenbrand oder der Kontakt mit chemischen Substanzen. Denken Sie hier zum Beispiel an die unterschiedlichsten Berufe in der Industrie oder nur an den Frisör. Aber auch eine Entzündung kann ursächlich sein. Der Körper schüttet Histamin aus und dadurch weiten sich die Hautgefäße. Manchmal können auch toxische, also giftige Bakterien verantwortlich sein. Das kommt beispielsweise bei den Erkrankungen Masern und Röteln vor.

Ein Hämatom haben Sie auch schon gehabt. Wir sagen dann, „oh, ich habe einen blauen Fleck"! Ein Hämatom ist ein Bluterguss, es ist aufgrund einer Verletzung zu einer Einblutung ins Gewebe gekommen. Wir können das nur sehen, wenn die Einblutung unter der Haut liegt, bei tief liegenden Verletzungen wie zum Beispiel im Bauchraum oder im Brustkorb bleibt uns die Verfärbung verborgen.

Das ins das Gewebe eingedrungene Blut wird vom Körper abgebaut, denn es gehört nicht an diese Stelle. Sie kennen es alle, der Bluterguss verfärbt sich, zuerst rot, dann rötlich – blau, dann dunkelrot, dann dunkelblau, dann eher grün, dann geht es Richtung geld-grün und zum Ende wird der Fleck eher bräunlich. Anhand der Verfärbung kann man den Zeitraum der Verletzung abschätzen. Denn je nach Größe des Hämatoms dauert dieser Zyklus zwischen einer und drei Wochen.

Der kleine blaue Fleck, den wir alle schon mal hatten, ist harmlos.

Handelt es sich um größere Hämatome und das Blut kann vom Körper nicht abgebaut werden, kann es schmerzhaft werden.

Ganz nebenbei sind diese Blutergüsse ein Eldorado für Bakterien und Erreger. Diese können dann zu Schäden im Körper führen. Der kleine Fleck verschwindet von alleine wieder. Handelt es sich jedoch um große Hämatome wird der Chirurg eingreifen müssen und das Blut entfernen. Hierbei ist auf absolute Keimfreiheit zu achten, wie gesagt, sie sind ein guter Nährboden für jede Art von Erregern.

Auf heiler Haut ist gut schlafen!

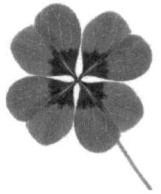

Warzen

Warzen, auch Verrucae genannt, sind gutartige, aber in der Regel ansteckende Geschwulste des Epithelgewebes der Haut. Sie befinden sich auf der Epidermis, der oberen Hautschicht. Etwas erhaben oder ganz flach, jeder kennt eine Warze. Wir bekommen sie, indem wir uns anstecken. Die dafür verantwortlichen Viren übertragen sich durch Hautkontakt oder durch eine Schmierinfektion. Sie können auch durch eine kleine Verletzung in die Schleimhäute eindringen. Sie finden sich immer auf der Epidermis. Von der Ansteckung bis zur Warzenbildung kann es lange dauern – manchmal mehrere Monate. Treten die Warzen am ganzen Körper auf, bezeichnet man sie auch als generalisierte Verrucae.
Man unterscheidet ganz viele verschiedene Arten von Warzen. Bekannt sind Stachelwarzen, Dellwarzen, Feigwarzen und Alterswarzen. Aber es treten auch Fußsohlenwarzen, Flachwarzen und Pinselwarzen auf.

Das Immunsystem des Menschen ist, wie immer, mit verantwortlich. Denn werden wir mit dem Erreger infiziert, ist es nicht unbedingt sicher, dass wir auch eine Warze bekommen. Die Virulenz und der Zustand des Virus ist genauso entscheidend, wie die Abwehrfähigkeit des Immunsystems der Person. Also, sind wir fit und gesund, arbeitet unser Immunsystem einwandfrei, so kann es sein, dass wir keine Warze bekommen. Da können die Erreger noch so stark und reichlich vorhanden sein.

Aber, selbst wenn wir eine Warze bekommen haben, kann es immer noch passieren, dass sie nach einigen Monaten von alleine wieder verschwindet. Der Körper hat sich gewährt und das Immunsystem hat den Virus abgetötet.
Dennoch gibt es heute verschiedene Mittel, die Warzen zu vertreiben!
Sie werden entweder mit dem Laser entfernt, oder mit einer speziellen Anwendung verschmort. Dieses gehört in die Hände eines

Profis, in der Regel wird es ein Chirurg erledigen. Heute kann man Warzen aber auch vereisen, oder mittels einer Säure entfernen. Es werden Cremes angeboten, Pulver und Salben!

Jeder findet für sich seinen Weg um den Warzen das Garaus zu bieten!

Aus einer Igelshaut macht man kein Brusttuch!

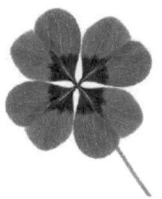

Ekzeme

Unter einem Ekzem versteht man eine Hauterkrankung, die nicht infektiös ist, da Haut reagiert aber mit Entzündungsreaktionen. Man unterscheidet viele verschiede Formen des Ekzems. Die Symptome dieser Juckflechte, wie man sie auch nennt, verlaufen in unterschiedlichen Schüben. Zuerst entdeckt man Hautrötungen. Verläuft es leicht, können sich diese nach einigen Tagen zurückbilden und das Ekzem ist abgeklungen. Wenn nicht, bilden sich Bläschen, die sich mit Flüssigkeit füllen. Es juckt stark. Danach platzen die Bläschen auf und die klare Flüssigkeit tritt aus. Trocknet es aus, bilden sich Schüppchen und im weiteren Verlauf Verkrustungen.

Ungünstig kann ein Ekzem verlaufen, wenn in die Wunde Viren oder Bakterien eintreten. Diese Infektion nennt man dann Superinfektion, sie tritt u. a. beim bekannten Herpes auf.

Treten diese Bläschen nun wiederholt auf, so kann ein Ekzem auch durchaus einen chronischen Verlauf nehmen.

Häufig wird ein Ekzem als Dermatitis bezeichnet. Das Wort übersetzt bedeutet Entzündung der Haut. Diese gehört aber richtigerweise nicht zu den Ekzemen.

Es ist sehr wahrscheinlich, dass auch Sie bereits an einem Ekzem erkrankt sind. Der Grund meiner Annahme gibt die Statistik, sie sagt uns, dass die Wahrscheinlichkeit ein Ekzem zu bekommen bei 100 % liegt!

Woher kommt nun das Ekzem?
Man kann die Ursachen in drei Kategorien unterteilen.

*Atopisches Ekzem
*Allergisches und nicht allergisches Ekzem
*Toxisches Ekzem

Atopisches Ekzem

Es ist uns als Neurodermitis bekannt. Dieses
Thema können Sie an anderer Stelle nachle-
sen.

Allergisches und nicht allergisches Ekzem

Diese Formen der Ekzeme gehören zur Gruppe der Kontaktekzeme. Die Prädikationsstel-
len beim Kontaktekzem sind natürlich da, wo
die Haut mit dem Stoff in Kontakt getreten ist.
Das kann u. a. an den Händen der Fall sein,
durch Putzmittel, Waschmittel, Desinfektionsmittel oder andere Stoffe wie zum Beispiel
Zement (Beton). Aber auch Stoffe wie Nickel
(Jeans-Hosen) oder Kobalt (Modeschmuck)
können Auslöser sein.
Unterbindet man die Berührung mit dem Stoff
verbessert sich das Hautbild zusehend.
Wird die Haut weiter durch den auslösenden
Stoff gereizt und geschädigt, kann ein nicht-
allergisches Ekzem, wie z.B. durch Waschmit-

tel, auch in ein allergisches Ekzem übergehen. Hier treten dann die Symptome nicht nur an den Kontaktstellen auf, sondern schlimmstenfalls am ganzen Körper.

Der Reichen Schätzung ist:
Die Armen müssen die Haut
hergeben!

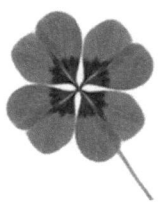

Toxisches Ekzem

Hierbei handelt es sich um meine Sonderform des Kontaktekzems. Wie der Name schon sagt, sind hier toxische, also giftige Stoffe ursächlich. Hier können Sie sich Laugen oder Säuren vorstellen, oder andere giftige Stoffe, mit denen der Mensch in Berührung kommen kann. Häufig findet man diese Ekzeme an den Händen und an den Füßen.

Meist weiß der Erkrankte, was Schuld an seinem Ekzem ist. Denken Sie zum Beispiel an Berufsgruppen in Glasbläsereien, in der Chemischen Industrie, im Handwerk und in der Metallbearbeitung.

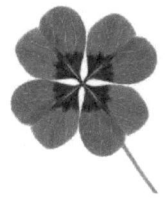

Cellulite

Den meisten ist Cellulite unter dem Begriff Orangenhaut bekannt. Es handelt sich um eine nicht-entzündliche Veränderung der kollagenen und elastischen Fasern des subkutanen Haut, also des Bindegewebes. Den Namen hat die Cellulite durch die Ähnlichkeit mit einer Orange erhalten.

Der Grund, warum hauptsächlich Frauen betroffen sind, liegt an der Beschaffenheit des Bindegewebes. Es ist bei der Frau durch das Östrogen im Körper viel weicher und lockerer als bei Männern. Die Festigkeit und die Spannkraft des Bindegewebes nehmen ab, so können sich vermehrt Fette in der Subkutis einlagern. Dabei können sie sich bis auf das 10-fache ihres ursprünglichen Volumens vergrößern. Dadurch drückt sich das Bindegewebe an die Oberfläche durch – es kommt zu Dellen. Cellulite ist entstanden. Hauptsächlich finden wir sie im Bereich der Oberschenkel, der Oberarme, Hüften und der Glutealregion – also dem Gesäß.

Einige Menschen leiden grundsätzlich unter einem schwachen Bindegewebe, bei ihnen finden wir auch schon in jungen Jahren Cellulite. Ebenso bei übergewichtigen Personen.

Grämen Sie sich nicht, denn ca. 90 % aller Frauen im fortgeschrittenen Alter leiden unter Cellulite!

Früher war man der Meinung, Cellulite sei ein Anzeichen von Schlacke – Ablagerungen unter der Haut. Dafür gibt es aber bis heute keine wissenschaftlichen Beweise.

Klar ist also, Cellulite ist keine Krankheit, sondern eine altersbedingte, also biologische Veränderung der Haut.

Man unterscheidet aus kosmetischer Sicht die Cellulite in drei Stufen:

1.Stufe: es zeigen sich nach einem Kneiftest Dellen

2.Stufe: es zeigen sich im Stehen Dellen, nicht im Liegen

3.Stufe: es zeigen sich Dellen auch im Liegen

Betrachtet man die Cellulite mit medizinischen Augen, dann gibt es noch eine

4.Stufe: es zeigen sich zusätzlich Dehnungsstreifen und Knötchen in der Haut

Man versucht heute mit verschiedenen Mitteln der Cellulite habhaft zu werden. Man behandelt mit Kälte, mit Unterdruck in einer Röhre oder behandelt mit Strom. Es gibt außerdem zahlreiche Cremes und Gels, die helfen sollen.

Ich empfehle, wenn vorhanden, das Übergewicht zu reduzieren. Der Körper kann zu Beginn entgiftet werden, zum Beispiel durch eine Fastenkur. Machen Sie regelmäßige Kneipp-Anwendungen unter Ihrer Dusche. Gönnen Sie sich kräftige Bürstenmassagen, am besten mit dicken Noppen. So kann die Wirkung bis ins Bindegewebe vordringen. Und dann achten Sie auf eine ausgewogene Ernährung und trinken viel Wasser!

Pflege ist auch wichtig, es müssen jedoch nicht die hochpreisigen Anti-Cellulite-Cremes sein. Ihre normale Körperlotion, die an Ihren Hauttyp angepasst ist, genügt!

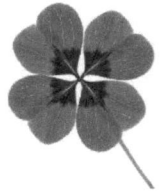

Botox

Botulinumtoxin, Botulismus - Toxin oder kurz Botox genannt ist, ein Überbegriff für acht ähnliche neurotoxische Proteine. Botulismus ist eine Lebensmittelvergiftung, die durch Bakterien, Clostridium botulinum, übertragen wird.

Botox ist das stärkste bakterielle Gift, das es gibt!

Botulismus tritt weltweit auf, aber bei uns ist diese Erkrankung sehr selten.
Es kommt zu
*Schluck-, Sprech- und Atemstörungen
*Sehstörungen
*Mundtrockenheit, vermehrtem Durst, zu einem rauen
 Hals
*Übelkeit, Blähungen, Verstopfungen
*Kopfschmerzen
*Schwindelgefühlen

Aber es gibt weder Fieber und das Bewusstsein bleibt auch erhalten.
Erkennt man die Krankheit nicht kommt es nach vier bis acht Tagen zur Atemlähmung und daraus resultierend zum Herzstillstand! Also, bei Verdacht unbedingt den Notarzt verständigen. Sie können, wenn möglich, den Betroffenen zum Erbrechen bringen, so kann das Gift den Körper wieder verlassen.

Wie geschrieben, es handelt sich um eine Lebensmittelvergiftung, Sie können sich also nicht bei anderen Personen anstecken! Gefahr droht von vorgewölbten Konservendosen! Oder von selbsteingemachten Waren, in Weckgläsern! Auch bei Räucherwaren sollte Vorsicht angebracht sein.

Der Erreger kommt ubiquitär, also überall im Erdreich vor. Er ist so hitzebeständig, dass er selbst beim Einkochen noch Sporen bildet!

Warum erzähle ich nun davon, werden Sie fragen?

Wir reden von **BOTOX**!

Das Antifalten Mittel! Wirklich?
Es ist das stärkste bakterielle Gift! Ein Nervengift. Experten fanden heraus, dass es sich bei bestimmten Krankheiten einsetzen lässt. Erst 1980 bekam es eine Zulassung. Es wird hilfreich eingesetzt bei Spasmischen Erkrankungen, beim Schiefkopf, beim Schielen, um nur einige Erkrankungen zu nennen. Dann hat der Facharzt Botox in den Händen!
Anfang der 90iger Jahre entdeckte man dann, dass Botox auch Falten glätten kann. Seit 2001 wird dieses nun praktiziert.
Ich wiederhole aber an dieser Stelle noch einmal:

Botox ist das giftigste Bakterium!

Ein enormes Nervengift! Sollten wir uns wirklich damit behandeln lassen- um Falten zu entfernen?

Früher trafen wir uns mit unseren Freundinnen um Plastikdosen zu kaufen – heute trifft man sich auf Partys um sich Botox spritzen zu lassen! Unfassbar!

Aktuell ist das Bakterium wieder im Gespräch. Rinder haben das Bakterium und man befürchtet, dass es durch das Fleisch an den Menschen weitergegeben werden könnte. Daran forscht man zurzeit, es finden Gesprächsrunden mit Experten statt. Ärzte und Landwirte sind in Sorge.

Ich rate jedem, der sich sein Gesicht glätten möchte, genau abzuwägen, ob es wirklich so ein Gift sein muss!

Nebenbei sei bemerkt, das Gift muss regelmäßig alle 6 – 9 Monate neu gespritzt werden. Wer davon profitiert ist klar, nur der Handel und die Person, die Ihnen Botox spritzt!

Ein Junge ist eine Haut,
gespannt über einen Appetit, über
Lärm,
bedeckt mit Schmutz!

aus den USA

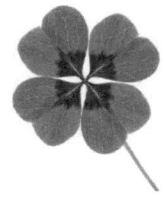

Die Sonne und die Haut

Wir haben ja schon darüber gesprochen, unsere Haut benötigt die Sonnenstrahlen um Vitamin D zu produzieren. Dieses Vitamin schützt u. a. unsere Haut!

Wir haben auch gesagt, Sonne in Maßen genießen ist gesund, ein Zuviel ist gefährlich.

Früher schütze ein Fell unsere Haut vor der Sonnenbestrahlung! Die Evolution hat da ein Wörtchen mitgesprochen, geblieben ist das Kopfhaar, das unseren Schädel vor der Bestrahlung schützen soll. Immerhin ist der Kopf der am meisten der Sonne ausgesetzte Körperteil. Wir tragen Hüte, Mützen oder sogar einen Sonnenschirm. Es gibt Sonnensegel und es gibt Schatten! Die Industrie hat uns jede Menge Sonnenschutzmittel zur Verfügung gestellt. Immer wieder gibt es neue Produkte, die immer neue Sonnenschutzfaktoren bieten.

Jeder hatte sicherlich schon mal einen Sonnenbrand. Ich hoffe, es war nur ein leichter Hautdefekt. Vielleicht sind Sie eingeschlafen, oder das Wasser hat gespiegelt und so die Sonnenstrahlung intensiviert. Die Haut rötet sich. Sie beginnt zu brennen. Die Haut spannt. Ist die Schädigung stärker bilden sich Blasen. Wie bei einer Verbrennung! Die Sonne hat unsere Haut verbrannt und so geschädigt.

Ein Sonnenbrand erhöht das Risiko an Hautkrebs zu erkranken!

Besonders bei Säuglingen und Kleinkindern müssen wir besonders vorsichtig sein! Kleidung schützt!

Ein Zuviel an Sonne schadet also unserer Haut. Es kommt zur vorzeitigen Hautalterung! Also früher Falten.

Denken Sie bei Ihrem nächsten Sonnenbaden daran.

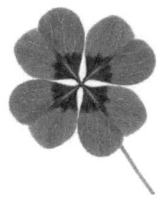

Hautkrebs

Wir unterscheiden drei Arten von Hautkarzinom.

*Basaliom
*Spinaliom
*malignes Melanom

Der Hautkrebs nimmt seinen Ausgang in unterschiedlichen Hautschichten, daher die unterschiedlichen Bezeichnungen.

Basaliom

Es ist der häufigste Hautkrebs. Er wächst langsam aber zerstörend in das Gewebe ein. Das kann so weit gehen, dass der Tumor bis in die Muskulatur, in die Knochen oder sogar in die Augen wächst!
Ein Basaliom bildet jedoch nie Metastasen.

Klären wir kurz, ein Tumor ist eine Geschwulst, die gutartig oder bösartig sein kann. Ein Tumor ist durch die Zunahme des Volumens gekennzeichnet.

Woran können wir ein Basaliom erkennen? Das ist sehr schwierig. Es kann knotig sein, geschwürig, schuppig oder kann im Inneren verhärtend wachsen. Meist bildet sich dieses Basaliom erst nach dem 50. Lebensjahr. Mit zunehmendem Alter steigt die Zunahme an. Aber, das ist eben so unsicher dabei, auch junge Menschen können bereits an dieser Art von Hautkrebs erkranken.

Wir finden den Krebs an lichtexponierten Stellen der Haut – um die Augen, im Gesicht, auf der Kopfhaut, aber auch an den Ohren, den Händen oder an den Unterschenkeln.

Der Krebs wächst sehr langsam, es kann Monate oder Jahre dauern. Daher ist bei der rechtzeitigen Hilfe eine 100 % Heilung möglich. Der Tumor wird chirurgisch entfernt. Allerdings können sich an anderer Stelle Rezidive, also neue Tumore, bilden.

Spinaliom

Hierbei handelt es sich um einen bösartigen, also einen malignen Tumor. Er kann als verhornter oder als nicht-verhornter Krebs vorkommen.

Das verhornte Spinaliom findet sich auf lichtexponierten Stellen, meist auf chronisch entzündeten Hautflächen.

Das nicht-verhornte Spinaliom dagegen bildet sich als Speiseröhren- oder Zungenkrebs, oder als Afterkrebs aus.

Raucher leiden oft auch unter Lippenkrebs!

Das Spinaliom bildet sich also immer im Bereich der Schleimhaut.

Auch ein Spinaliom muss operativ vom Chirurgen entfernt werden.

Maligne Melanom

Es nimmt seinen Ausgang in den Melanozyten der Haut. Ein Melanozyt ist die Pigmentzelle in der Haut, die sich in der Epidermis, also in der Oberhaut befindet. Durchaus können sie aber auch in der Schleimhaut oder in den Adern des Auges auftreten. Sie können sehr unterschiedlich sein. Es kommt zu dunklen Stellen auf der Haut, es kann zu Knötchen kommen. Fast immer sieht man einen Hof um das Melanom, das entzündlich ist.
Maligne Melanome können am ganzen Körper vorkommen. Oft haben sie ihren Ursprung in einem Leberfleck. Es hat eine ungleichmäßige Form und ist unscharf begrenzt. Das Melanom ist erhaben und es kann unterschiedliche Farben haben, hin bis zum Tiefschwarz.
Aufmerksam sollte jeder seine Haut betrachten.
Vorsicht ist geboten, wenn Hautveränderungen nicht abheilen. Wenn Veränderungen schnell wachsen. Wenn sich die Färbung verändert! Wenn die Oberfläche erhaben oder

höckerig ist. Achtung auch, wenn Hautveränderungen bluten oder geschwürig werden. Oft
bilden sich auch in der Nähe des Melanoms
kleine Knötchen.

Hier muss der Chirurg zum Messer greifen,
das maligne Melanom muss operativ entfernt
werden.

Die Schlange,
welche sich nicht häuten kann,
geht zugrunde.

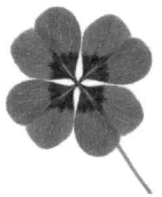

Hyaluronsäure

Unser Körper selbst produziert Hyaluronsäure. Diese Säure ist einer der Faktoren in unserer Haut, die für jugendliches Aussehen verantwortlich ist. Gemeinsam mit Collagen, zu dem ich im nächsten Kapitel komme, wird unsere Haut vor dem Austrocken bewahrt. Leider nimmt die Produktion des körpereigenen Hyaluron mit zunehmendem Alter ab. Dieses beginnt bereits ab dem 25. Lebensjahr! Im Alter von 40 produziert der Körper nur noch ca. 40 % und mit 60 nur noch 10 %. Das Ergebnis daraus: das Zusammenspiel von Collagen und Hyaluronsäure klappt nicht mehr, die Haut verliert an Spannkraft und es bilden sich Falten.

Hyaluron besitzt die Fähigkeit große Mengen an Wasser zu speichern.

Ein Gramm kann bis zu 6 Litern Wasser speichern! Ein Beispiel aus unserem Körper: das Auge. Der Glaskörper unseres Auges besteht zu 98 % aus Wasser, das an 2 % Hyaluronsäure gebunden ist! Aber auch an anderen

Stellen in unserem Körper ist es so wichtig. Wasser kann man weniger komprimieren, also zusammendrücken. Das hat sich der Körper zu Nutze gemacht, so ist der Gallert - Kern der Bandscheiben aus Hyaluronsäure. Erst dadurch ist es möglich, großes Gewicht, den Körper, zu tragen. Ebenso finden wir Hyaluronsäure in der Synovia, in der Gelenkflüssigkeit. Sie dient als Schmiermittel in den Gelenken.

Aber diese Wunder-Säure ist noch an weiteren Aufgaben beteiligt, daher ist es durchaus lobenswert, sie mit zunehmendem Alter dem Körper zuzufügen.

Es gibt verschiedene Möglichkeiten dem Körper das fehlende Hyaluron wieder zuzufügen. Dermatologen bieten an, mittels Spritzen das fehlende Hyaluron wieder zuzufügen.

Ich bin jedoch der Meinung, es kann nicht im Sinne den Menschen und der Gesundheit sein, dass wir zuerst dem Körper eine Wunde zuführen müssen um ihm dann zu helfen! Also, weg von der Spritze!

Führen wir die Hyaluronsäure über den Stoffwechsel zu, dann gelangt sie genau an den Ort, wo sie auch auf natürlichem Weg produziert wird: in der Subkutis. Hier befinden sich kollagene Netzte mit Hyaluronsäure. Sie ist für die Versorgung, die Ernährung des Netzes zuständig, sie versorgt es mit Flüssigkeit und sorgt so für die gewünschte Spannkraft!

Mein Tipp: Führen Sie die Hyaluronsäure oral dem Körper zu! Am besten zusammen mit Collagen.

Wenn einem Ochsen die Haut wird abgezogen, so ist die größte Arbeit am Schwanz!

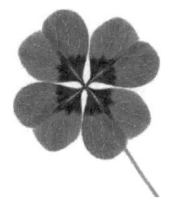

Collagen

Der zweite Stoff, der neben der Hyaluronsäure, für eine jugendliche Haut mit verantwortlich ist, heißt Collagen. Es handelt sich um einen sehr stark quellender Eiweißkörper, der sich im Bindegewebe unserer Haut befindet. Ist seine Fähigkeit Wasser zu speichern gestört, bilden sich Falten, wir entdecken Cellulite, schlaffe Haut, ein schlaffen Busen und sichtbare Dellen!

Leider verlangsamt sich die Produktion des körpereigenen Stoffes auch schon ab dem 25. Lebensjahr.

Es werden unterschiedliche Arten von Collagen im Körper produziert.

Das ist der Typ I, der für die dehnbare Festigkeit des Bindegewebes verantwortlich ist. Wir finden es in der Haut, im Knochen und in den Sehnen.

Der Typ II ist für Spannkraft der Muskeln verantwortlich. Außerdem finden wir ihn in der

Hornhaut des Auges und in den Faserknorpeln des Körpers.
Insgesamt gibt es bisher mehr als 15 Collagen-Typen.
Damit im Körper Collagen hergestellt werden kann, wird Ascorbinsäure, Vitamin C benötigt.
Wir haben die Möglichkeit Collagen in Form von Collagen - Hydrolysat zu uns zu nehmen.
Und wieder empfehle ich hier, die orale Einnahme, zum Beispiel als Drink.
Dieses aus Collagen hergestellte Konzentrat soll auch für die Verbesserung des Knorpelgewebes verantwortlich sein! Also bessere Beweglichkeit, ich denke da ganz besonders an alle, die Probleme mit den Kniegelenken haben!

Abschließend sei erklärt:

Die orale Einnahme von Collagen und Hyaluronsäure kann bei richtiger und regelmäßiger Dosierung bestehende Falten mildern, neue Falten verhindern, schlaffe Konturen verbessern und Sie jünger und frischer aussehen lassen. Vorausgesetzt es ist chemiefrei!

Du liegst ja nur auf der faulen Haut!

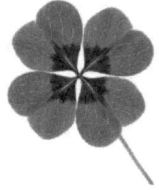

Heilsteine

Nicht nur Heilpflanzen können Ihnen helfen, Beschwerden zu mildern oder gar abzustellen, sondern auch Heilsteine.
Schon immer faszinierten Edelsteine und Metalle die Menschen. Zum einen natürlich wegen der Schönheit, zum anderen aber auch wegen der Heilkraft, die von ihnen ausgeht. Hildegard von Bingen, (1098 in Bermersheim - Rheinland-Pfalz geboren- 1179 im Kloster Rupertsberg verstorben), hat sich sehr eingehend mit der Wirkung der Edelsteine beschäftigt.

Die Heilsteine werden zuerst einmal den vier Elementen zugeordnet. Wir unterscheiden
*Feuerzeichen (Widder, Löwe, Schütze)
*Wasserzeichen (Krebs, Skorpion, Fische)
*Erdzeichen (Stier, Jungfrau, Steinbock)
*Luftzeichen (Zwillinge, Waage, Wassermann).

Heilsteine können auf die Körper - Chakras aufgelegt werden. Man kann Wasser mit ihnen anreichern, die Steine unter das Kissen im Bett legen, man kann sie als Schmuck tragen oder nur in der Hand halten.

Ich werde Ihnen jetzt einige wichtige Heilsteine vorstellen, die Sie speziell zum Thema Haut nutzen können.

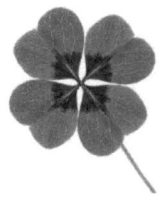

Rhodochrosit

Dieser Heilstein wirkt stoffwechselreinigend und hilft Ihnen bei Hautunreinheiten und chronischer Akne. Ganz nebenbei hilft er bei Gefäßerkrankungen und stabilisiert den Blutdruck.

Sie können den Stein am Körper tragen oder in der Hand halten, wann immer sie möchten. Achten Sie darauf, verfärbt sich der Stein bei Ihnen, tragen Sie den Stein so lange am Körper, bis die Verfärbungen wieder verschwinden!

Reinigen Sie den Stein nach der Anwendung unter fließendem Wasser.

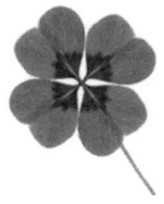

Zirkon

Der Zirkon wirkt entzündungshemmend, schmerzlindernd, regt den Stoffwechsel an und beruhigt bei Allergien.
Auch hier tragen Sie den Stein, oder legen ihn auf Schmerzpunkte auf. Ganz nebenbei hilft er Ihnen bei Darm- und Verdauungsproblemen.
Einmal im Monat sollten Sie den Stein nach der Anwendung in trockenes Meersalz legen.
Er wird so gereinigt und lädt sich wieder auf.

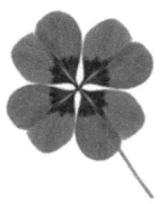

Apophyllit

Dieser Heilstein wirkt hervorragend bei Hauterkrankungen und Allergien. Gleichzeitig sorgt er dafür, dass Ihr Herz mit ausreichend Sauerstoff versorgt wird und das Rückstände und Mängel im Gewebe und in den Blutgefäßen beseitigt werden.
Tragen Sie den Stein am Körper oder legen Sie ihn unters Kissen. Er hilft auch, wenn Sie ihn auf die Schmerzpunkte legen.
Am besten reinigen Sie den Stein unter fließendem Wasser und laden ihn in einem Glas Wasser mit einem grünen Turmalin oder einem Bergkristall auf.

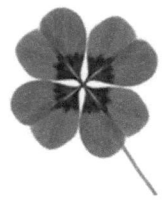

Bernstein

Der Bernstein ist ein super Heilstein. Er hilft Ihnen und Ihrem Stoffwechsel. Daher lindert er alle stoffwechselbedingten Hautstörungen. Ganz nebenbei fördert er Ihre eigenen Selbstheilungskräfte!
Tragen Sie den Stein bitte direkt auf der Haut, vielleicht in Form einer Kette.
Bemerken Sie, dass sich der Stein beim Tragen nur langsam erwärmt, sollten Sie ihn unter fließendem lauwarmem Wasser reinigen. Wird der Bernstein trübt, hat sich negative Energie aufgeladen. Bitte reinigen. Der Bernstein darf nie in die Sonne, da er sonst brüchig wird.

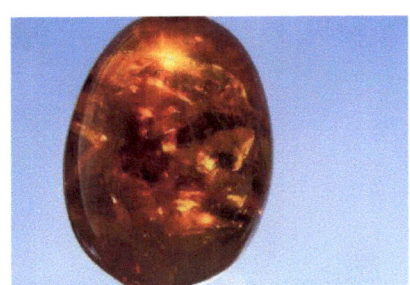

Bernstein

Amethyst

Dieser Heilstein hilft Ihnen bei Ihrer Akne. Aber auch bei Insektenstichen und Schwellungen hilft der Stein.

Gleichzeitig kann er Ihre Migräne lindern und hilft bei der Entspannung. Sie tragen ihn am Körper und legen ihn unter das Kopfkissen, hier hilft er gegen Albträume und sorgt für einen ruhigen Schlaf.

Einmal monatlich den Stein unter fließendem, warmen Wasser entladen und mit einem Hämatit über Nacht lagern.

Der Stein darf bitte nicht in die Sonne.

Onyx

Der Onyx ist ein Heilstein der Harmonie schafft. Er wirkt gegen eitrige Wunden, hilft bei Entzündungen, bei Sonnenbrand und bei Pilzinfektionen.

Legen Sie den Stein auf die betroffenen Haut-
stellen. Sehr hilfreich sind auch Umschläge.
Legen Sie den Stein dazu für mindestens eine
Stunde in Quellwasser. Sie können die Haut
mit Tropfen dieses Wassers benetzen oder
Umschläge damit tränken.
Diese Anwendungen sollten über einen länge-
ren Zeitraum gemacht werden. Der Onyx be-
nötigt Zeit um seine Energie anzugeben.
Zum Reinigen einmal in der Woche unter flie-
ßendem Wasser entladen und über Nacht in
Erde legen!

Blauer Aventurin

Dieser Heilstein hilft Ihnen bei Hautproblemen
und bei Haarproblemen.
Leiden Sie unter Schuppen oder fallen Ihnen
die Haare aus? Der Aventurin hilft Ihnen.
Ganz nebenbei hilft der Stein bei Erkältungen,
Grippe, er lindert Kopfschmerzen und gibt
Ihnen Ruhe und Geduld.

Legen Sie den Stein für mindestens eine Stunde in Quellwasser und nutzen dieses Wasser dann zum Waschen des Kopfes und betupfen Sie die gestörte Haut damit.
Sie können den Stein außerdem am Körper tragen. Auch hier sollte die Anwendung über eine längere Zeit erfolgen.
Einmal im Monat den Stein unter fließendem, Wasser reinigen und in die Sonne legen, so lädt er sich wieder auf.

Falten sind die Schützengräben der Haut!

Schriftsteller u. Journalist
Kurt Tucholsky
1890 - 1935

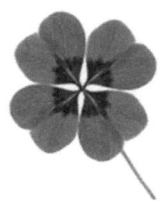

Achat

Der Achat ist auch ein Multitalent. Er hilft Ihnen bei Hauterkrankungen und Problemen im Kopfbereich, also auch bei entzündeten oder erschöpften Augen.
Tragen Sie den Achat direkt auf der Haut. Reinigen Sie den Stein einmal im Monat unter fließendem Wasser. Die Sonne steigert seine Energie.

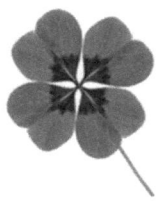

Schadstoffe in der Kosmetik

Studien zu dem Thema Schadstoffe in Kosmetik gibt es jede Menge. Dermatologen, Wissenschaftler und auch die Stiftung Warentest warnen davor, blindlings Kosmetik zu erwerben und zu benutzen!

Oft sind die Inhaltsstoffe gar nicht zu erkennen, denn die Fachbegriffe der einzelnen Substanzen kennt kaum ein Verbraucher.

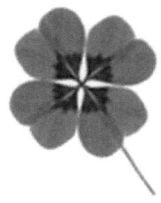

Gesetzliche Vorgaben nach INCI.

Der Gesetzgeber hat auch hier eine genaue Vorgabe geschaffen. Dennoch, nach meiner Meinung, hilft sie dem Verbraucher nicht wirklich.

Die Inhaltsstoffe werden nach ihrem Gewichtsanteil in abnehmender Reihenfolge aufgelistet. Dies gilt für alle Inhaltsstoffe, die jeweils über 1 % des Inhalts ausmachen. Inhaltsstoffe, die mit weniger als 1 % enthalten sind, müssen nicht in der vorgenannten Reihenfolge aufgelistet werden.
Farbstoffe werden am Ende der Auflistung mit der jeweiligen CI-Nummern (CI = Colour-Index) aufgeführt. Eine besondere Sortierung oder Reihenfolge ist nicht vorgeschrieben. Bei Kosmetika in verschiedenen Farbvarianten werden die in den Varianten verwendeten Farbstoffe in einer eckigen Klammer aufgelistet. Eine Kennzeichnung «+/−» zeigt an, dass eventuell nicht alle der aufgeführten Farbstoffe

im Produkt enthalten sind, zum Beispiel: [+/–CI12700, CI14270, CI20470].

Zum Schutz der Rezeptur kann für Inhaltsstoffe besondere Vertraulichkeit beantragt werden. Solche Inhaltsstoffe werden durch einen siebenstelligen Code, zum Beispiel 600277D oder ILN5643, aufgelistet.

Wer soll solche Angaben verstehen?

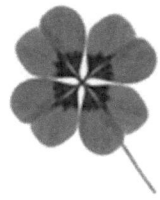

Endokrine Disruptoren – Parabene

Eine aktuelle Untersuchung hat gezeigt, dass sich in ganz vielen Pflegeprodukten diese Endokrinen Disruptoren befinden. Was ist das? Endokrine aktive Stoffe (EAS) sind Stoffe, die auf die normale Hormonaktivität Einfluss nehmen oder sie stören können. Führt dies zu Beeinträchtigungen, nennt man sie endokrine Disruptoren (ED) bezeichnet.

Das endokrine System, also das Hormonsystem, ist für die Gesundheit von Mensch und Tier wichtig. Es steuert und reguliert die Hormonausschüttung. Noch sind die Forschungen nicht abgeschlossen.

Menschen und Tiere können sowohl durch die Ernährung als auch über andere Quellen einer Vielzahl von endokrin wirksamen Stoffen ausgesetzt sein. Diese können natürlich vorkommen, zum Beispiel im Soja: Phytoöstrogene. Es gibt auch künstlich hergestellte EAS. Man fand in Lebensmitteln und in der Kosmetik einige Pestizide, Umweltschadstoffe wie Dioxine und PCB sowie das Lebensmittelkontaktmaterial Bisphenol A. Das ist z. B. die weiße Schicht in Dosen, die man erkennen kann! Es gibt durchaus einige EAS, die gezielt eingesetzt werden: zum Beispiel in der Antibabypille.

Außerdem findet man Parabene. Diese Zusatzstoffe machen nach den letzten Untersuchungen u.a. unfruchtbar! Es kann zu allergischen Reaktionen kommen. Auch diverse Weichmacher im Plastik wurden untersucht. Die Industrie sagt, der Anteil der Parabene in unserem Produkt ist so gering, das schadet nicht! Aber es gibt unzählige Quellen, aus denen wir Parabene entnehmen müssen!

Parabene sind Konservierungsstoffe, die in vielen Kosmetikprodukten für eine längere Haltbarkeit sorgen.

Konkret:
Das Problem? Parabene sind dem weiblichen Sexual-hormon Östrogen sehr ähnlich und stehen im Verdacht, den Hormonhaushalt durcheinander zu bringen. Bei Ratten wurde

dies bereits bewiesen. Entsprechende Langzeitstudien am Menschen fehlen. Eines scheint jedoch gewiss zu sein: Parabene lagern sich in unserem Körper an. Das erschreckende Resultat einer Studie mit 2.548 Teilnehmern: In fast jedem Menschen haben sich Parabene angelagert.

Parabene sind leicht zu erkennen, denn in den Inhalts-stoffen enden sie immer auf –paraben. Es kann heißen: Methylparaben, Ethylparaben, Propylparaben, Butylparaben. Vorsicht bei Isopropylparaben und Isobutylparaben – diese Parabene sind nicht ausreichend erforscht. Neben der Hautpflege empfiehlt es sich, auch bei Shampoos einen Blick auf die Inhaltsstoffe zu werfen.

Es geht auch ohne!

Schauen Sie im Internet, dort finden Sie ganz viele Informationen zu diesem Thema!

Geben Sie doch einfach mal den Suchbegriff: TOX-FOX

ein! Ein Download der App lohnt sich.

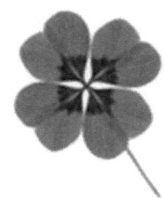

Mikroplastikperlen - Polyethylen

Es gibt „Mikroperlen", „Peeling Kügelchen" und „Mikrogranulat". Sicherlich werden auch noch neue Wortschöpfungen folgen. Was nach einem besonders wirkungsvollen und sinnlichen Reinigungserlebnis für die Haut klingt, ist für die Umwelt ein Graus. Dass die «Perlen» aus Plastik sind und vom eigenen Abfluss als Giftmüll hinaus in die Weltmeere schwimmen – das ist den meisten Konsumenten von Kosmetikprodukten leider nicht bekannt. Warum man nicht mit Plastik reinigen soll, lesen Sie hier.

Wie alle anderen Konsumgüter, verschmutzen auch Kosmetika die Umwelt. Karton- und Plastikverpackungen, Wattepads, sowie Inhaltsstoffe wie Öle, Wachse und andere Substanzen landen bei der täglichen Pflege im Müll und Abwasser. Wollen wir nicht vollständig auf Pflegeprodukte verzichten, lässt sich Abfall leider nicht verhindern. Trotzdem könnten wir aufmerksamer dabei sein, was wir an

Kosmetika in den Einkaufskorb legen. Kann ich eine Creme ohne Kartonbox kaufen? Sind drei verschiedene Produkte für die Reinigung nötig? Brauche ich die Tiegel auf, oder werfe ich unnötig viele Produkte weg, bloß weil ich unterdessen neue gekauft habe? Und dann noch: mikroskopisch kleine Plastikteilchen, welche als Schleif- und Scheuermittel zur Reinigung dienen.

Bei „Mikroplastik" handelt es sich um ein feines Plastikgranulat, das in Hygieneprodukten wie Peelings, Duschmitteln oder Zahnpasta den Reinigungseffekt verstärken soll. Hersteller mögen das Granulat, weil es günstig ist und die Haut nicht verletzen kann. Bis zu 10% des Peeling- oder Zahngels besteht aus ganz feinen Plastikglobuli. Sie finden diese Kügelchen unter dem Begriff Polyethylen. Die Mikrokügelchen sollen der mechanischen Reinigung dienen – wobei dies alternativ ebenso gut mit ökologisch abbaubaren Materialien funktioniert, wie es Naturkosmetika mit gemahlenen Kernen anbieten.

Dass Plastikgranulat schön weich ist und die Haut somit nicht kratzen kann, leuchtet ein. Doch genügt es für einen ausreichenden Peeling Effekt? Nein. Das Peeling geschieht nur oberflächlich, da die ohnehin etwas zu weichen Partikel so oder so in Gel schwimmen und die Haut so gar nicht wirklich abschleifen können. Bestenfalls wird die Haut ein bisschen massiert. Eine echte Wirkung erhalten wir durch das Granulat somit kaum. Der visuelle Effekt in der Tube verleitet jedoch zum Kauf. Seien wir mal ehrlich, wer kann schon einem hellblauen Gel mit silbernen Perlen widerstehen? Das will man doch gleich mal fühlen, riechen und ins Gesicht schmieren! Gegen die hübschen Peelings wäre ja nichts einzuwenden, würde der Plastik nicht über das Abwasser in die Umwelt gelangen. Durch den Umweltkreislauf finden Forscher sie deshalb vermehrt in Leitungswasser, Milch oder Honig schwimmend – und das hat verheerende Folgen.

Wussten Sie das? Mikroplastikperlen sind momentan die am schnellsten wachsende

Meeresverschmutzung. Wissenschaftler haben herausgefunden, dass durchschnittlich fast 100'000 Plastikkügelchen pro Gesichtsreinigung den Abfluss runtergespült werden. Eine Tube Peeling beinhaltet bis zu 3 Millionen von Plastikperlen, welche alle das gleiche Schicksal erwartet: Die kleinen Fieslinge lassen sich in der Kläranlage nicht vollständig herausfiltern und kommen so ungehindert in Flüsse, Seen und reichern sich im Meer an. Und selbst der herausgefilterte Plastikmüll landet als Klärschlamm zum Düngen auf Feldern und gelangt als feinster Staub in der Atmosphäre. Es verwundert also nicht, dass unter dem Mikroskop sogar in Honig Plastik gefunden wird.

Im Meer verwechseln Fische, Muscheln und Plankton die Plastikteilchen mit Nahrung. Mikroplastik nimmt leicht andere schädliche Substanzen aus dem Wasser auf und so erreichen die winzigen Giftbomben den tierischen Organismus und gelangen damit in die Nahrungskette, an deren Spitze der Mensch steht. So grotesk das auch klingen mag: wir könnten das Peeling genauso gut direkt aus der Tube runterschlucken.

Namhafte Kosmetikhersteller reagieren auf die neusten Erkenntnisse. Sie kündigen an, in Zukunft auf die Mikroperlen in Zahnpasta und Co. zu verzichten. Bleibt zu hoffen, dass die Versprechungen eingehalten werden. Bis dahin raten wir Ihnen Alternativen zu benutzen, denn die Perlen richten mehr Schaden an, als Nutzen zu bringen.

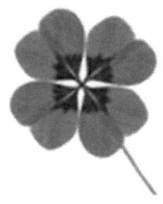

Formaldehyd

Älteren unter den Leser wird dieser Stoff bekannt vorkommen. In der Möbelherstellung wurde gerne Formaldehyd verwendet. Legte man früher einen Film für die Kamera in einen solchen Schrank, wurden die Bilder nach der Entwicklung hell-gelb-rötlich verfärbt. Heute soll im Holz nichts mehr vorkommen...

Imidazolidinyl-Urea und DMDM Hydantoin sind Formaldehyd - Abspalter, die als Konservierungsstoffe in Pflegemitteln für Haut und Haar Verwendung finden. Es ist bekannt, dass sie Allergien, Asthma, Brustschmerzen, chronische Müdigkeit, Depressionen, Schwindel, Kopfschmerzen und Gelenkschmerzen verursachen.

Formaldehyd selbst, ebenfalls ein Konservierungsstoff und Desinfektionsmittel, wird Shampoos, Nagellack, Nagelhärter und Haarwuchsmitteln zugesetzt. Es wird von der IARC als karzinogen eingestuft und von der amerikanischen EPA als „wahrscheinlich" krebser-regend. Oft wird die Beigabe verschleiert, da es als Bestandteil eines umfassenderen In-haltsstoffgemischs getarnt daherkommt. Um es zu finden, muss man nach Inhaltsstoffen wie Hydantoin oder Tensiden wie Sodium Lauryl Sulfat (sls) Ausschau halten, das For-maldehyd enthalten kann. Es hilft auch zu wissen, dass es häufig unter dem Namen Formalin oder mnm verzeichnet ist.

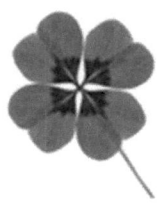

Steinkohlenteer

Diesen nutzt man als Grundstoff für Haarfärbemittel und Anti-Schuppenshampoos. Bekanntermaßen verursacht Steinkohlenteer lebensbedrohliche Krankheiten wie Krebs sowie ein breites Spektrum an verbreiteten Leiden wie Asthma und Kopfschmerzen. Halten Sie nach FD&C- oder D&C-Nummern auf dem Etikett Ausschau.

Einige langsam wirkende Haarfärbemittel enthalten Blei, ein bekanntes Karzinogen und ein Hormonunterbrecher, der sehr leicht von der Haut absorbiert wird und sich in den Knochen ablagert. Untersuchungen haben ergeben, dass in Haarfärbemitteln oft das Zehnfache der Bleimenge enthalten ist, die in Wandfarbe erlaubt ist!
Jeder, der schon einmal selbst gestrichen hat oder sich in einem frisch gestrichenen Raum aufgehalten hat, weiß, welche Reaktionen solche Farbe auslösen kann: Kopfschmerzen, Niesreiz und Schwindel, um nur einige zu

nennen. Maler und Arbeiter der produzieren-
den Farbindustrie haben ein erhöhtes Risiko
an Krebs zu erkranken.

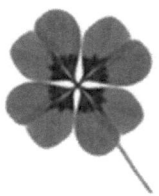

Weibliche Fürsorge
hat etwas Erschreckendes.
Heute geht sie ans Hemd,
morgen an die Haut,
übermorgen unter die Haut!

Petrolatum

Petrolatum ist eine salbenartige Kohlenwasserstoffmischung, auch bekannt als Vaseline, Petroleumgelee oder Paraffin. Es hat die Fähigkeit, den Körper daran zu hindern, seine natürlichen Entgiftungsprozesse durchzuführen. Zudem kann es Lichtempfindlichkeit erzeugen und der Haut die köpereigene Öle entziehen. Dies führt zu Schuppung und Trockenheit, vorzeitiger Alterung, Akne und anderen Hautstörungen.

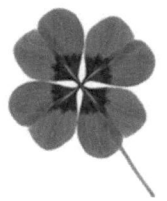

Talkum

Ein relativ bekannter Inhaltsstoff, der in Gesichts- und Körperpuder zu finden ist, aber auch auf Verhütungsmitteln wie Kondomen Verwendung findet. Talkum ist krebserregend. Studien zufolge kann der Stoff Eierstockkrebs hervorrufen, wenn er im Genitalbereich angewendet wird, vor allem weil Talkum, eine anorganische Magnesium – Silikat - Verbindung, die Zellen reizen kann, die die Eierstöcke umgeben.

Früher mehr als heute war Talkum zudem häufig mit asbestähnlichen Fasern verunreinigt, einem Stoff, der nachgewiesenermaßen Tumorbildung fördert. Wie kommt dies? Talkum ist ein Mineral, das abgebaut, zerkleinert, getrocknet und dann gemahlen wird, um eine Anzahl von mineralischen Spuren zu beseitigen.

Dieser Vorgang löst jedoch nicht die kleinen Fasern heraus, die dem Asbest sehr ähnlich sind. Daher ist Talkum mit dem stark krebserregenden Asbest verwandt. Wissenschaftler

haben diese gefährliche Ähnlichkeit der Talk-
partikel genau untersucht. Ein Gesetzt zum
Einsatz des Stoffes gibt es bis heute nicht.
Talkum ist offensichtlich auch faserfrei ein
Karzinogen. Der Stoff kann sich übrigens auch
in unseren Lungen festsetzen, wo er Atemstörungen und womöglich sogar Lungenkrebs
auslösen kann.

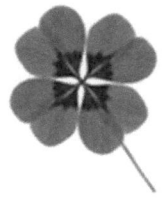

Sodium Lauryl Sulfat

SLS ist in Shampoos, Haarspülungen, Zahnpasta und so ziemlich jeder Körperreinigungs-
lösung enthalten. Es ist ein starkes, scharfes
Reinigungsmittel und wird auch zur Entfettung
von Maschinen verwendet. Stellen Sie sich
unter diesen Umständen vor, was es in Ihrem
Körper anrichten kann. Es kann Augenrei-
zung, sogar dauerhafte Augenschäden besonders bei Kindern, Hautausschlag, Haarausfall, Hautschuppung und Geschwüre im
Mund verursachen. In Kombination mit anderen Inhaltsstoffen, kann es auch karzinogene
Nitrosamine bilden. Es dringt leicht in die Haut
ein und kann sich im Herz, in den Lungen, der
Leber und dem Gehirn ablagern.

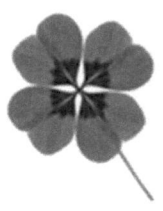

Padimat-0

Auch bekannt als Octyl Dimethyl oder PABA ist Padimat-0 ein Zusatzstoff in Sonnencremes. Es gibt Vermutungen, dass die Energie, die dieser Sonnenschutz absorbiert, in freie Radikale umgewandelt wird, die ihrerseits das Hautkrebsrisiko erhöhen. Wirklich eine paradoxe Situation: Nimmt man nun Sonnencreme oder nimmt man sie nicht?

Alkohol

Alkohol oder Isopropyl ist ein giftiges Lösungsmittel und ein Denaturiere, was bedeutet, dass er die Struktur anderer Chemikalien modifizieren kann. Er wird in Haartönungen verwendet, in Körpercremes, Handlotionen, Aftershaves und Duftstoffen. Alkohol kann Übelkeit, Erbrechen, Kopfschmerzen, Hitzewallungen und Depressionen hervorrufen. Zudem trocknet er die Haare aus und verursacht Risse in der Hautoberfläche, die das Bakterienwachstum fördern können.

Alkohol ist in irgendeiner Form Bestandteil fast aller Kosmetika, auch der Naturkosmetika. Potenziell gefährlich sind in erster Linie die sogenannten DEA (Diethanolamine). Sie dienen als Weichmacher und Feuchthaltemittel. Sie können krebserregend sein. Das US-amerikanische Center for Environmental Health fand 2013 in einer groß angelegten Studie heraus, dass beinahe 100 der getesteten Shampoos krebserregende Cocamide DEA enthielten.

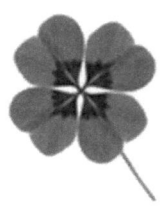

Vorsicht bei Tattoos!

Und wenn Sie ein Tattoo ins Auge fassen, so bedenken Sie: Bei der Herstellung der Tattoo-Farben wurden oftmals nur die Kosmetikrichtlinien berücksichtigt – wenn überhaupt. Doch besteht ein großer Unterschied zwischen Kosmetika und Tattoo-Farben. Während Kosmetika außen auf der Haut bleiben, werden Tattoo-Farben unter die Haut injiziert. Chemikalien, die also für Kosmetika vielleicht gerade noch akzeptabel wären, weil die Hautbarriere nur einen kleinen Teil davon in den Körper lässt, sind – wenn mit Tattoo-Farben in den Körper gebracht – eine tickende Bombe. Sie reichern sich im Organismus – bevorzugt in den Lymphknoten an – und können langfristig die Entwicklung von Krankheiten aller Art begünstigen.

Eine im Mai 2015 veröffentlichte amerikanische Studie fand heraus, dass die meisten Menschen, die nach einer Tätowierung eine akute Reaktion gleich welcher Art erlitten, später chronische Gesundheitsprobleme entwickeln werden. Und nein, die Tätowierten hatten sich nicht selbst oder vom Kumpel mit einer im Internet gekauften Tätowier Maschine stechen lassen. Sie waren bei einem Profi im Studio gewesen.

Dr. Marie Leger, eine Hautärztin am New York University Langone Medical Center in New York City und Co-Autorin der Untersuchung sagte, sie entschied sich zu Nachforschungen auf diesem Gebiet, da sie in ihrer Praxis beobachten konnte, dass immer mehr Menschen Probleme nach Tätowierungen bekamen. In Gesprächen mit anderen Kollegen wurde festgestellt, dass auch bei ihnen die Zahl der Erkrankungen nach Tätowierungen anstieg. Langzeitstudien kann es noch nicht geben. Sicher ist man sich bei den Fachleuten, dass gesundheitliche Risiken also viel häufiger eintreten als allgemein vermutet. Die Probleme sind zum Beispiel: Ausschläge, Schwellungen, Entzündungen, Rötungen und Juckreiz. Auch Jahre später noch immer zu haben – wie z. B. chronische Infektionen, eine bleibende

Schwellung, Allergien oder auch Knötchen unter der Haut, in denen Farbinhaltsstoffe eingeschlossen und vom Körper verkapselt wurden. Besonders häufig kommt es bei intensiver Sonneneinstrahlung zu allergieähnlichen Reaktionen, also dann, wenn sich Tätowierte in der Sonne aufhalten. Das Injizieren von unnatürlichen und körperfremden Substanzen in die Haut kann demnach niemals ohne Risiken bleiben, schon gar nicht, wenn die Substanzen dort ein Leben lang bleiben. Außerdem sind viele dieser Stoffe auch noch krebserregend oder stehen in Verdacht Krebs auszulösen.

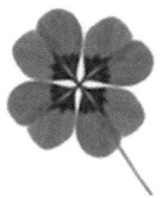

UV-Filter und UV-Absorber: Hormone in der Sonnencreme

Viele Pflegeprodukte und Kosmetika wie Sonnencremes, Lippenbalsam und Make-Up enthalten UV-Filter oder –Absorber, zum Beispiel Ethylhexyl Methoxycinnamate oder Bezophenone. Diese Inhaltsstoffe sind ebenfalls hormonell wirksam und dazu allergieauslösend und krebsverdächtig.

Eine richtig „gute" Sonnencreme ohne solch bedenkliche Inhaltsstoffe zu finden, ist nicht einfach.

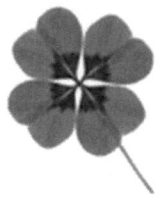

Duftstoffe

Es gibt synthetische oder natürliche Substanzen, mit mehr oder weniger angenehmen Duftnoten. Die Wahrnehmung ist sehr subjektiv. Was dem einen gefällt kann den anderen wiederum ekeln. Aus eigener Erfahrung wissen wir: je weniger Parfum man selber verwendet, umso stärker nimmt man die Gerüche seiner Umwelt wahr.

Duftstoffe werden in Parfums und vielen anderen Hygieneprodukten verwendet. Sie werden normalerweise auf Petroleumbasis hergestellt. Sie können Kopf-schmerzen, Schwindel, Hitzewallungen, Atemprobleme, Erbrechen, Hautreizungen und vielseitige Überempfindlichkeitsreaktionen hervorrufen. Trauriger Weise gibt es noch keine Hinweispflicht für Hersteller über die Gefährlichkeit ihrer Produkte auf der Verpackung.
Die Gifte gelangen durch die Haut ins Blut. Bitte bedenken Sie, dass alles, was in irgendeiner Form auf Ihre Haut gelangt, automatisch

auch in Ihrem Körper landet. Über den Blutkreislauf werden die Gifte trans-portiert und gelangen so in alle Bereiche des Körpers, wo sie ernsthafte Erkrankungen auslösen können.

Weil wir alle gerne gut riechen, enthalten fast alle Bodylotions, Duschgels, Deodorants usw. Duftstoffe. Diese werden in der Regel ganz harmlos deklariert, z.B. als „Parfum" oder „Fragrance". Potenziell gefährlich sind dabei vor allem nitro- und polyzyklische Moschusverbindungen, sie sind Allergien auslösend. In Tierversuchen zeigten sie sich krebserregend und erbgutverändernd. Die Verbindungen lagern sich im Körper an und können sogar in der Muttermilch nachgewiesen werden. Achtung: Der Duftstoff Coumarin findet sich auch häufig in Naturkosmetik, obwohl er als allergieauslösend, leberschädigend und krebserregend gilt.

Idealerweise trägt eine wirksame Creme die Pflegestoffe in die Haut. Genau dort jedoch haben Duftstoffe nichts verloren, da sie ihr allergisierendes Potential entfalten und Reizungen hervorrufen können. Die wenigsten Cremes verzichten heute auf Duftstoffe – allerdings sind auch die wenigsten Cremes so beschaffen, dass sie Wirkstoffe in die Haut tragen können.

Woran erkennen wir Duftstoffe auf der Verpackung? Einige Duftstoffe müssen am Ende der INCIs gesondert aufgelistet werden. Dazu zählen: Alpha-Isomethyl Ionone, Benzyl Alcohol, Benzyl Salicylate, Citral, Citronellol, Geraniol, Hexyl Cinnamal, Linalool, Limonene. Eine Mischung aus nicht deklarationspflichtigen Duftstoffen wird ganz einfach mit Parfum bezeichnet.

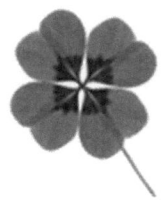

Aluminium/Aluminiumsalze

Deos mit Aluminiumsalzen – wirkungsvoll, aber schädlich. Vor allem in Deodorants oder Antitranspirants finden sich Aluminiumsalze, sie verschließen die Poren und hemmt so den Schweiß. Aluminium gilt jedoch als nervenschädigend, hautirritierend und wurde sogar mit Alzheimer und Brustkrebs in Verbindung gebracht. Aluminium ist in der Regel nicht schwer zu erkennen: es steht auf der Verpackung zum Beispiel als Aluminium Silicate oder Aluminium Chloralhydrate. Die Lösung: Achten Sie beim Kauf unbedingt auf Deos ohne Aluminium.

Arbeit schafft Hornhaut gegen den Kummer!

Marcus Tullius Cicero
Römischer Staatsmann
106 – 43 v. Chr.

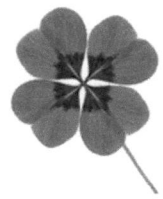

Erdöl oder Mineralöl

Erdöl kommt in Kosmetika in Form von Paraffinen vor. Es wird bezeichnet als Paraffinum Liquidum, Wax, Vaseline, Mineral Oil oder Petrolatum, Paraffinum Subliquidum, Cera Microcristallina, Microcrystalline Ozokerit, Ceresin.

Erdöl ist nicht nur bei der Förderung und Verwertung äußerst problematisch für die Umwelt, es ist außerdem hautschädigend. Die Haut wird gedeckelt, kann nicht atmen und trocknet nun im Verlauf aus. Die Stiftung Warentest fand außerdem im Mai 2015 in mineralölbasierten Pflegeprodukten krebserregende Substanzen.

Bleichmittel

Bleichmittel sind zum Beispiel in Zahnpasta und Gesichtscremes enthalten, etwa als Ammonium-Derivate. Farbstoffe stecken natürlich in Haartönungen, aber auch sonst in fast jedem Produkt, was nicht durchsichtig aussieht, etwa in Duschgels oder Parfums. Auf der Inhaltsstoffe-Liste finden wir sie als Substanzen mit den Endungen –anilin, -anilid oder -amine. Sowohl Bleichmittel als auch Farbstoffe sind in sehr vielen herkömmlichen Kosmetikprodukten enthalten – doch zumindest einige davon gelten als potenziell krebserregend.

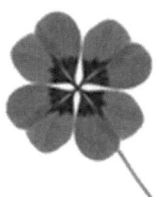

Weichmacher

In vielen Pflegeprodukten und Kosmetika sind Phthalate als Weichmacher enthalten. Wir erkennen sie an dem Zusatz   -phthalat. Leider sind diese Zusätze nicht deklarationspflichtig. Und ganz nebenbei sind sie auch noch als Bestandteil anderer Stoffe enthalten: sie sind Bestandteil von denaturiertem Alkohol, zu erkennen als Alcohol denat. Wir haben wenig Möglichkeit sie zu erkennen.

Alle Phthalate stehen unter Verdacht, hormonell wirksam zu sein. Weil sie – genau wie Parabene – auch in vielen anderen Alltagsprodukten enthalten sind, nimmt unser Körper mitunter einen ganzen Cocktail an hormonell wirksamen Stoffen auf. Ganz vermeiden kann man Phthalate als Kosmetik-Inhaltsstoffe nur, indem man zertifizierte Naturkosmetik-Produkte kauft.

Palmöl

Die immer weiter steigende Nachfrage nach billigem Palmöl führt vor allem in Südostasien zu gewaltigen Umweltzerstörungen. Wertvoller Regenwald wird durch Brandrodung hektarweise vernichtet – das ist nicht nur traurig, sondern eine ernste Gefahr für das Weltklima. Palmöl findet sich in extrem vielen Kosmetika, da es rückfettend und antioxidativ wirkt. Außerdem ist es sehr preisgünstig und daher für die Hersteller lukrativ! Es ist beinahe unmöglich, den Überblick über all die verschiedenen Bezeichnungen zu behalten, hinter denen sich Palmöl verbirgt.

Das kann zum Beispiel sein:

"-palm", palmitate, Palmöl, Cetearyl Alcohol, Emulsifiers E471, Glyceryl Stearate und Stearic Acid. Leider wird auch in vielen Naturkosmetika Palmöl verwendet. Oft ist es nahweislich zertifiziert.

Silikone

Was sind sie? Silikone sind aus Erdöl gewonnene Kunststoffe. Genau wie Mineralöle ersetzen Silikone hochwertigere Öle in der Kosmetik. Sie sind gut verträglich, jedoch völlig hautfremd.

Das Problem? Nach dem ersten Eincremen fühlt sich die Haut zwar geschmeidig an, jedoch gehen diese Soforteffekte auf Kosten der langfristigen Wirkung. Auf der Haut bildet sich ein Film, der die natürliche Regeneration der Haut massiv behindert. Auch Pflegestoffe wie Vitamine können über silikonhaltige Cremes nicht in die Haut gelangen.

Wir erkennen Silikone im Produkt immer an der Endung –cone oder -xane. Sie verbergen sich auch hinter den Begriffen Dimethicone, Methicone, Polysiloxane oder Cyclomethicone.

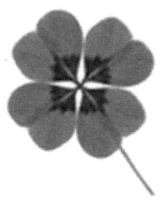

Das geht auf keine Kuhhaut!

Emulgatoren

Man hört diesen Begriff sehr oft. Was bedeutet er eigentlich? Nun, jede Creme besteht aus Wasser und Fett. Damit sich diese Komponenten vermischen können, benötigt man einen Emulgator. Am häufigsten findet Polyethylenglykol (PEG) in Kombination mit einem Fettalkohol Verwendung.

Problematisch dabei ist, dass Emulgatoren auch auf der Haut weiter arbeiten und dadurch hauteigene Fette binden. Beim nächsten Waschgang werden diese zusammen mit den Emulgatoren aus der Haut gespült. Jetzt trocknet die Haut aus. Es ist bekannt als Auswascheffekt. Skurril daran, je häufiger wir die Feuchtigkeitscreme mit Emulgatoren verwenden, je trockner wird die Haut!

Wir erkennen sie entweder an dem Begriff PEG oder der Endung –eth. Beispielsweise Ceteareth-8 oder ähnliche.

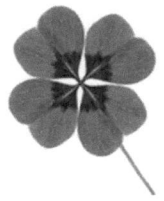

Minimalistische Kosmetik

Viel hilft viel: das ist das Credo vieler Kosme-
tikanwender. Doch damit ist der Haut nicht
geholfen, im Gegenteil. Je älter wir werden,
desto empfindlicher reagiert die Haut auf ein
Überangebot an Gesichtspflege. Entspre-
chend steigt das Interesse der Branchenex-
perten für Alternativen. Der Markt reagiert auf
das neue Bedürfnis nach dem „Weniger-ist-
mehr"-Prinzip mit Clean Cosmetics (CC). End-
lich hat hautschonende, sinnvolle Pflege eine
griffige Bezeichnung bekommen. Bei der
„Reinen Kosmetik", zuweilen auch unter dem
Namen „Safe Cosmetics" oder „Soft Cosmetics" bekannt, handelt es sich um Produkte,
die auf bedenkliche Stoffe verzichten. Auch
wenn nicht genau bewiesen ist, ob und wie die
diskutierten kosmetischen Substanzen schädlich sind, so macht es trotzdem Sinn, diese
wegzulassen. Vor allem deshalb, weil diese
Inhaltsstoffe weder der Gesundheit, noch dem
Aussehen etwas bringen. Warum also das

Risiko von Auswirkungen auf den Hormonhaushalt oder sogar Krebs eingehen?

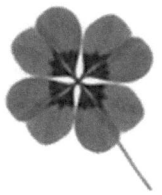

*Es kann jeder seine Haut gerben las-
sen,
wo er will*

Deutsches Sprichwort

Der neue Trend: Clean Cosmetics

Zuviel des Guten bei der Gesichtspflege ist manchmal einfach unnötig und sogar schädlich. So freuen sich Hautspezialisten und Kosmetikkonsumenten über den neuen Trend auf dem Beauty-Markt: Die neuen, reduzierten und hautschonenden Produkte mit möglichst natürlichen Bestandteilen und wenig Zusatzstoffen haben einen Namen, «Clean Cosmetics».

Es stellt sich nun die Frage: Was steckt stattdessen in den Clean Cosmetics? CC-Anbietern stehen die gleichen Mittel zu Verfügung, um Pflegeprodukte herzustellen, wie herkömmliche Kosmetika es abverlangen. Wie garantieren sie also die Unbedenklichkeit ihrer Inhalte? Hersteller von Clean Cosmetics greifen zu verträglicheren Konservierungsstoffen, oder verzichten auf Wasser, um Keimen den Nährboden zu entziehen. Dass eine Creme mit Sauerstoff und Bakterien in Kontakt kommt, kann außerdem ein steriler Verschluss verhindern. Wichtig ist, dass ein Clean Cosmetics Produkt die Haut möglichst naturnah pflegt. Da es kein geschützter Begriff ist, sollte man sich als kritischer Verbraucher die Zeit nehmen, die Deklaration des Beauty-Produktes zu studieren. Je kürzer die INCI-Liste, desto besser.

Der Fuchs verkehrt wohl seine Haut,
aber nicht sein Gemüt!

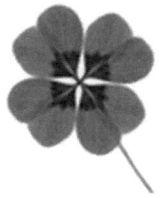

Alles muss raus

Parabene sind zwar ideal zum Konservieren von Cremes und anderen Produkten. Das Gesichtspflege-Produkt bleibt so lange und länger haltbar. Aber der Stoff steht auch unter Verdacht krebserregend zu sein. Folglich: lieber weg damit! Silikone dienen dem vermeintlich weichen Hautgefühl, dichten jedoch die Epidermis nach außen ab und sind biologisch nicht abbaubar; warum also ins Gesicht schmieren? Lieber weg damit! Paraffine machen Lippenstifte geschmeidig, doch das Mineralöl legt sich wie ein luftdichter Film auf die Lippen, wodurch sie trocken werden. Brauchen wir das? Nein, also weg damit! Tenside, Alkohol, Emulgatoren, Duftstoffe und Farbstoffe in Reinigungsmitteln, Tonics und Lotions, wofür? Diese reizen das Gesicht nur unnötig und bringen Ihrem Teint nichts, darum sollte man auch diese Zusatz-stoffe getrost weglassen können und lieber zu „Clean Cosmetics" wechseln.

Hygiene

Auf ein Thema möchte ich unbedingt noch eingehen: die Hygiene. Im Krankenhaus oder beim Arzt setzen wir eine einwandfreie Hygiene voraus, wenngleich sie leider auch nicht immer gegeben ist. Ärzte und Heilpraktiker lernen Hygiene zu gewährleisten. Es gibt Gesetze und Richtlinien (herausgegeben vom Robert-Koch-Institut in Berlin), die eingehalten werden müssen.

Ziel muss es aber auch bei der Kosmetikerin sein, dass vorhandene Keime und Erreger abgetötet werden und nicht an Patienten und Kunden übertragen werden.

Dazu gehört u. a. eine einwandfreie Händehygiene. Tatsächlich sollten hier spezielle Desinfektionsmittel eingesetzt werden. Die Hände müssen vor und nach jeder Behandlung gründlich gewaschen werden. Auch die Kleidung sollte sauber sein. Worauf liegen Sie auf dem Behandlungsstuhl oder der Liege? Wie sehen die Handtücher aus, die Anwendung finden? Gibt es Kompressen, die waschbar sind?

Und die Instrumente? Gibt es einen Sterilisator?

Schauen Sie sich kritisch um und scheuen Sie sich nicht, konkrete Fragen zu stellen! Das Kosmetikinstitut muss Nachweise führen. Wenn Sie unsicher sind, lassen Sie sich den Ordner zeigen!

Es geht um Ihre Gesundheit und um Ihre Sicherheit!

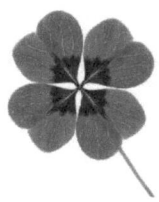

Es ist zum Aus-der-Haut-fahren!

Tipps für Ihren nächsten Besuch
im Kosmetikinstitut

Um einen Klienten richtig zu beraten bedarf es einer guten Vorbereitung. Jeder Kunde hat seine ganz eigene Geschichte, die sich unter anderem auch auf seiner Haut zeigt. Bevor es also zur Anwendung, Reinigung und Pflege kommen darf, ist eine ausführliche Anamnese erforderlich.

Begierde setzt Sporen in die Haut

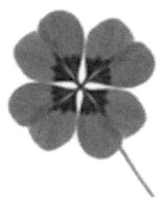

Systemdiagnose im Kosmetikinstitut

Einige Punkte, die auf jeden Fall in diese erste Befragung gehören:

- Unverträglichkeiten des Klimas
- Beruf und Umgang mit Chemikalien
- Vorerkrankungen
- Aktuelle Erkrankungen
- Kürzlich überstandene Krankheiten
- Organstörungen
- Bekannte Allergien
- Einnahme von Arzneimitteln
- Ernährungsgewohnheiten
- Psychische Verfassungen wie Stress, Ärger oder Depressionen
- Bisher genutzte Kosmetikprodukte
- Selbsteinschätzung und Erklärung über Hautprobleme
- Wünsche

Danach sollte der Klient betrachtet werden.

- ➢ Grundsymptome der Haut – Hautbild
- ➢ Besonderheiten der Haut, zum Beispiel Narben
- ➢ Beschaffenheit der Nägel
- ➢ Beschaffenheit der Haare
- ➢ Aussehen der Augen , Iris und Bindehaut
- ➢ Hautfarbe
- ➢ Faltenbildung

In einem ausführlichen Gespräch sollten nun mit dem Klienten die Wünsche und Ziele besprochen werden. Dabei spielt nicht zuletzt der Zeitfaktor eine große Rolle, so kann sich der Kunde auf die Behandlung und die damit entstehenden Kosten vorbereiten.

Vielleicht hilft Ihnen diese Zusammenstellung, damit Sie ein gutes Kosmetikinstitut für sich und für Ihre Haut finden!

Was können wir denn nun wirklich tun?

Darf ich Ihnen einen Tipp geben?

Ich habe Ihnen nun sehr viel Theorie an die Hand gegeben. Sie konnten sich ausführlich über die Haut informieren, Sie konnten lesen, wie eine gute Ernährung aussieht. Wir wissen aber, auch darüber konnten Sie lesen, nicht alles ist so, wie es erscheint.
Ich möchte Ihnen an dieser Stelle aber noch etwas mehr bieten.

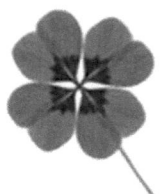

Das Leben bildet eine Oberfläche,
die so tut,
als ob sie sein müsste,
wie sie ist,
aber unter ihrer Haut
treiben und drängen die Dinge!

Wie sieht es bei Ihnen im Bad aus?

Nicht nur bei mir, sondern auch bei den meisten Menschen, nicht nur bei den Frauen, sondern mittlerweile auch bei den Herren der Schöpfung ist das Thema Kosmetik, Pflege und Schönsein angekommen.

Ganz ehrlich, wie machen Sie es am Abend? Es gibt zwei verschiedene Klassen im Bad. Die eine Gruppe geht geschminkt, ungewaschen ins Bett und wundert sich am nächsten Morgen über Augenringe und ein zerknittertes Gesicht.
Die zweite Gruppe, die es glücklicherweise doch häufiger geben soll, hat ein ganzes Arsenal von Flaschen, Töpfen, Tiegeln, Dosen, Zerstäubern und Flakons vorrätig. Da gibt es Reinigungsgels, Reinigungslotionen, Feuchttücher, Wattepads, Gesichtswasser, Peelings, Nachtpflege, Antifaltencremes, vielleicht noch ein Antifalten Serum oder eine Ampullenkur! Ganz ehrlich? Wer will das? Wer steigt noch durch? Und, das haben Sie sich sicherlich

auch schon gefragt: Wer profitiert eigentlich davon? Ihre Haut ganz bestimmt nicht! Der Hersteller, der Handel, ja, die freuen sich, wenn immer Menschen so viele Produkte erwerben und anhäufen.

An dieser Stelle könnte ich Sie in Ihr eigenes Bad schicken und bitten, einfach mal zu schauen oder zu zählen, was sich bei Ihnen da für genutzte oder ungenutzte Produkte befinden.

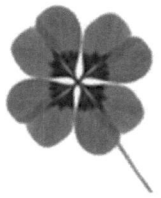

Dass man in eine andere Haut schlüpfe,
hilft nicht in den Himmel

Warum reinigen wir unsere Haut?

Schauen wir doch noch einmal auf unsere Haut. Sie benötigt unterschiedlich lange, um sich komplett zu erneuern. Bei einigen Menschen geht es schnell, dann dauert es circa 28 Tage. Bei einigen Menschen dagegen durchaus bis zu 70 Tagen. Das ist von ganz vielen Dingen abhängig, jedoch weder veränderbar noch für uns jetzt wichtig.

Ziel eines Pflegeproduktes ist es, den Prozess der Hauterneuerung optimal zu unterstützen. Daher führen wir der Haut die Wirkstoffe zu. Voraussetzung dafür ist einerseits, dass die Haut von den obersten, überzähligen Hautschuppen befreit und porentief gereinigt wird. Erst dann nämlich können Wirkstoffe von der Haut aufgenommen werden. Andererseits ist ausschlaggebend, wie viele Wirkstoffe tatsächlich im Pflegeprodukt drin sind.

Herkömmliche Reinigung

Schlechte Nachricht: Reinigungslotionen und Tonics ziehen den Schmutz nicht aus den Poren. Die Hautoberfläche wird zwar oberflächlich aber nicht genügend gesäubert. Mittels eines mit Lotion oder Gel benetzten Wattepad verteilen Sie die zurückgebliebenen Unreinheiten lediglich auf der Haut. Konventionelle Cremes können folglich – mit oder ohne vorherige Reinigung – nur ungenügend in tiefere Hautschichten eindringen. Folglich können Wirkstoffe so ihre Wirkung nur unbefriedigend entfalten – kein idealer Ansatz für eine wirkungsvolle Hautpflege. Viele Cremes können gar nicht in die Dermis, in die Lederhaut, eindringen. Ich habe es bereits im Buch erklärt. Da unsere Haut nicht zwischen guten und schlechten Stoffen unterschieden kann, gibt es eine natürliche Hautbarriere. Sie stoppt das Eindringen aller Stoffe. Es sei denn, die Stoffe haben einen „Schlüssel" um diese Membrane zu durchdringen.

Cremes, viel Inhalt, wenig Wirkstoffe

Die Creme ist eine konventionelle und altbekannte Methode zum Transportieren von Wirkstoffen in die Haut. Nebst diesen besteht die Hautcreme aus einer breiten Palette von Inhaltsstoffen, welche auf einer Zusammensetzung von Öl und Wasser basieren. Die Liste dieser Inhaltsstoffe kann sehr lang ausfallen: Emulgatoren, Stabilisatoren, Konservierungsstoffe, Duftstoffe, Lösungsmittel, Konsistenzgeber etc. Nehmen Sie doch Ihre Tagescreme-Dose mal in die Hand und lesen Sie das Kleingedruckte. Was da alles drin ist?! Viele dieser Substanzen dienen lediglich der Verbindung von Öl und Wasser, die sich normalerweise gegenseitig abweisen und nicht verbinden. Diese Zusatzstoffe sorgen also dafür, dass die sogenannte "Emulsion" auch bestehen bleibt. Wenn man nur einen begrenzten Raum in einer Flasche zur Verfügung hat, dann bleibt bei den ganzen Zusatzstoffen ja kaum noch Platz für gute Wirkstoffe! Ein enttäuschendes Ergebnis!

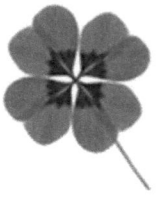

Es kann jeder seine Haut gerben lassen,
wo er will

Deutsches Sprichwort

Jetzt, die richtige Entscheidung treffen!

Wie unsere Haut im Alter aussieht, bestimmen Sie zu einem großen Teil selbst. Zum einen vermeiden wir am besten, was unsere Haut belastet wie z.B. Zigaretten, Alkohol, zu viel Sonne oder negativen Stress. Und zum anderen ist die richtige Wahl der Gesichtspflege entscheidend.

Nun sind Sie an der Reihe!

Ledige Haut schreit überlaut!

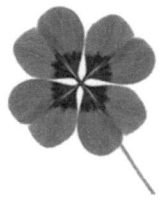

Mein ganz persönlicher Tipp

Was können wir denn nun wirklich tun?
Darf ich Ihnen einen Tipp geben?

Ich habe Ihnen nun sehr viel Theorie an die Hand gegeben. Sie konnten sich ausführlich über die Haut informieren, Sie konnten lesen, wie eine gute Ernährung aussieht. Wir wissen aber, auch darüber konnten Sie lesen, nicht alles ist so, wie es erscheint.

Ich möchte Ihnen an dieser Stelle aber noch etwas mehr bieten.

Ich habe bei meinem Recherchen zu diesem Buch und zu meinen Ausbildungen viel gelesen, gehört, habe viel ausprobiert und wurde oft enttäuscht.
Bis ich dann auf etwas gestoßen bin, was mich begeisterte. Was mich eine Weile sprachlos machte ...

Ich konnte es zuerst nicht glauben, eines dürfen Sie mir glauben, ich bin nur sehr schwer zu überzeugen.
Was war also passiert?

Ich hörte von einer Bekannten, sie hätte da mal etwas ausprobiert. Ich dachte: Nicht schon wieder! Hatte ich doch schon so viel ausprobiert. Sie ließ nicht locker. Ich als neugieriger Mensch fasste nach und begann erneut zu lesen und dann auszuprobieren.

Es ging um etwas, was ich bis zu diesem Tag noch nie gehört hatte. Es ging um den Zunderschwamm!
Ja, ich sehe, Sie denken jetzt auch an den Spruch:

Das brennt ja wie Zunder!

Der Zunderschwamm, Fomes fomentarius, ist eine Art aus der Gattung der Familie der Stielporlingsverwandten.

Der Zunderschwamm wächst auf Bäumen. Er bildet mehrjährige Fruchtkörper, die ovale oder konsolenförmig erscheinen. Sie können bis zu dreißig Jahre alt werden. Ihre Größe liegt bei etwa 10 – 30 cm, manchmal auch bis zu über fünfzig cm. Sie werden bis zu 20 cm dick.

Früher hat man den Pilz gesammelt, getrocknet und als Brennmaterial genutzt.

Heute findet er so keine Bedeutung mehr.

Sie kennen doch sicherlich den „Eid des Hippokrates"?

Der berühmte Arzt des Mittelalters, 460 v. Chr. bis 370 v.Chr. lebte auf der griechischen Insel Kos. Hippokrates gilt als Begründer der Medizin als Wissenschaft. Er wurde schon zu Lebzeiten hochverehrt.

Genau dieser Hippokrates nutze in seiner Klinik, dem Asklepion, diesen Zunderschwamm zur Wundheilung.

Jahrzehntelange Forschungsarbeit ließ die Vision zur Wirklichkeit werden - und nun ist es soweit. Wellness, Schönheit, Vitalität, geistiges und körperliches Wohlbefinden, all die Dinge, die sich jeder Mensch wünscht - konzentriert in einem Wirkstoff!

Im Zusammenhang mit dem Zunderschwamm erfährt man von drei Inhaltsstoffen, die sich in der Außenhaut des Pilzes befinden. Da fallen diese Begriffe;
Glucan - Chitin - Melanin.

Nur gemeinsam sind diese Drei so stark!

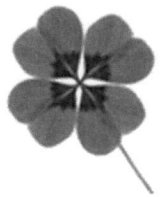

Der Fuchs verkehrt wohl seine Haut,
aber nicht sein Gemüt!

Was sollten Sie noch wissen?

Das Abwehrsystem in der Haut kann angeregt und stabilisiert werden. Dadurch können bei Beginn jeder Anwendung mit neuen Produkten Hautaktivitäten sichtbar werden. Diese können sich zum Beispiel durch Hautrötungen etc. darstellen. Hat sich das Abwehrsystem in der Haut aktiviert und stabilisiert, dankt die Haut es Ihnen mit einem besonders gesunden, strahlenden und frischen Aussehen.

Denken wir zurück an den Anfang meines Buches: Dort steht:

„Die Haut ist die Visitenkarte des Menschen. Der erste Eindruck, den ein Mensch hinterlässt, hängt nicht zuletzt von seinem Erscheinungsbild ab."

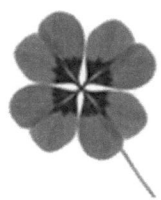

Sie können selbst entscheiden, wie Sie Ihre Haut pflegen. Bekanntlich ist ja jeder seines Glückes Schmied!

Dennoch, vertrauen Sie mir und besuchen Sie meine Homepage.
Dort stelle ich Ihnen die Details zum Zunderschwamm vor und Sie erhalten wertvolle Informationen über die Wirkung der Produkte.

Sie dürfen mich auch gerne persönlich befragen. Ich werde Ihnen gerne mit meinem Wissen helfen, damit auch Sie sich in Ihrer Haut und in Ihrem Körper wohlfühlen! Genau wie ich!

Ich möchte Ihnen Produkte vorstellen, die ich ganz persönlich getestet habe und die ich wirklich einem langen Test unterzogen habe.

Die meisten Produkte durften Bekannte und Freunde testen, damit ich auch von Personen mit unterschiedlicher Haut Erfahrungen sammeln durfte.

Ich möchte noch einmal darauf hinweisen, dass ich mir sehr viel Mühe gegeben habe und auf keinen Fall leichtfertig eine Empfehlung ausspreche. Dennoch sei angemerkt, jeder Mensch ist ein Unikat, jede Haut reagiert anders und so können fünfhundert Kunden mit einem Produkt zufrieden sein, zwei aber eben nicht.

Ich habe alle Tipps nach bestem Wissen und Gewissen zusammengestellt.
Meine Empfehlungen stellen keinen Ersatz für eine medizinische Betreuung jeglicher Art dar.
Ich übernehme daher auch keinerlei Haftung für etwaige Personen- oder Sachschäden die sich durch Informationen aus diesem Buch ergeben.

Ich hoffe, Ihnen geholfen zu haben und ich hoffe, Sie schreiben mir und berichten, wie Ihnen ganz persönlich meine Produktinformationen und Tipps geholfen haben.

Ich wünsche Ihnen, dass Sie Ihren Weg zu Ihrer

Wohlfühlhaut

finden und Sie sich über den Blick in den Spiegel freuen!

Infos auf:

www.beratungspraxis-Kleeblatt.de

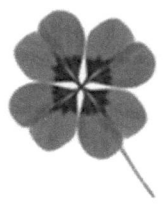

Was Sie noch erwartet

In meiner Beratungspraxis Kleeblatt biete ich zahlreiche Entspannungskurse an. Interessierten, die nicht in meine Praxis kommen können, empfehle ich mein Buch:

Zeit für Entspannung
Anleitungen und Übungen
ISBN: 978-3-743141-72-8
auch als E-Book

Dort finden Sie zahlreiche Anleitungen und Übungen, die Sie ganz einfach in Ihren Alltag einbauen können.
Neues gibt es immer auf meiner Homepage:

www.beratungspraxis-kleeblatt.de

Schauen Sie einfach immer mal wieder auf meine Homepage!

Die Autorin

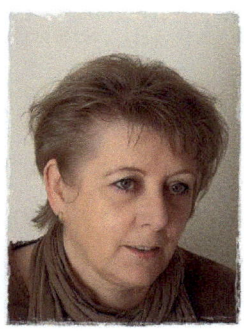

Über mich

Ich wurde im September 1956 in Hamburg geboren. Nach meiner Ausbildung zur Bankkauffrau war ich 30 Jahre lang als Individualkundenberaterin bei einer Sparkasse tätig.

Meine Liebe und Leidenschaft gehörten jedoch schon immer den Themen Mensch, Gesundheit und Natur.

Nach einer eigenen Erkrankung entschlossen mein Mann und ich im Jahr 2000 nach Spanien, an die Atlantikküste Andalusiens, umzuziehen.

Meine schriftstellerischen Wurzeln kamen an die Oberfläche. Ich begann mit dem Schreiben. Zuerst für deutschsprachige Magazine, danach folgten zahlreiche Bücher. Ende 2009 beschloss ich neue Wege zu gehen.

Nach zahlreichen Ausbildungen bin ich heute:

*Entspannungspädagogin – zertifiziert
*Fachkosmetikerin – zertifiziert
*Reiki-Meisterin, beurkundet in drei Graden
*Bachblütenberaterin
*Gesundheitsberaterin
*Heilpraktikerin-A, HPA – zertifiziert
*Psychologische Beraterin – zertifiziert

*Beraterin für Emotional Freedom Technique
  – EFT – zertifiziert

Ich bin Mitglied

*im Verband Freier Psychotherapeuten-Heilpraktiker für Psychotherapie und Psychologischer Berater e.V. Mitgliedsnummer: 25776

* Gesunder Mensch
* Theralupa

Besuchen Sie meine Homepages und informieren Sie sich über meine Arbeit:

www.beratungspraxis-kleeblatt.de

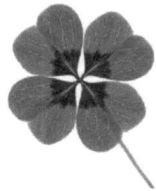

Besuchen Sie gerne auch meine Autoren-Website:

www.susanne-hottendorff.com

Hier finden Sie eine Übersicht über alle bisher veröffentlichten Bücher.

Viel Spaß beim Stöbern!